MULTIPLICATION,

ÉLÈVE, ENTRETIEN ET ENGRAISSEMENT

DU PORC.

LA CROIX-ROUSSE. — IMPR. DE TH. LÉPAGNEZ, GRANDE-RUE, 12.

MULTIPLICATION,

ÉLÈVE,

ENTRETIEN ET ENGRAISSEMENT

DU PORC,

PAR

J. MAGNE,

PROFESSEUR D'HYGIÈNE, D'ÉPIZOOTIES ET DE BOTANIQUE
A L'ÉCOLE ROYALE VÉTÉRINAIRE DE LYON;
VICE-PRÉSIDENT DE LA SOCIÉTÉ LINÉENNE, MEMBRE DE LA SOCIÉTÉ D'AGRICULTURE
DE LA MÊME VILLE, ETC.

PARIS.
BOUCHARD-HUZARD, LIBRAIRE, RUE DE L'ÉPERON, 7.

LYON.
CH. SAVY JEUNE, LIBR.-ÉDITEUR, QUAI DES CÉLESTINS, 48.

1841.

MULTIPLICATION,

ÉLÈVE, ENTRETIEN ET ENGRAISSEMENT

DU PORC.

CHAPITRE PREMIER.

De la multiplication et de l'élève du porc.

—

ARTICLE PREMIER.

DU GENRE, DES ESPÈCES ET DES RACES DE PORCS.

§ 1er.

DU GENRE PORC.

Le genre Porc *(Sus)*, de l'ordre des pachydermes, renferme des animaux à corps trapu; couverts de soies; à museau tronqué, pourvu d'un boutoir; présentant quatre onglons, dont deux seulement servent à l'appui; ayant les dents canines saillantes, l'œil petit, les oreilles placées haut et dressées. Ces animaux vivent en troupe, à l'exception des vieux mâles qui restent solitaires dans leur bouge. Les porcs se trouvent dans les forêts de toutes les régions chaudes et tempérées du globe. Quoique farouches, ils attaquent rarement les autres animaux; ils sont omnivores et s'apprivoisent facilement.

§ 2.

DES ESPÈCES DU GENRE PORC.

Le **Babiroussa**, ou *porc cornu*, considéré par quelques naturalistes comme un sous-genre, présente les principaux caractères des porcs. Il est pourvu de 4 défenses, dont 2, très-longues, très-fortes et recourbées en arrière, sont à la mâchoire antérieure. Ce porc se trouve dans les îles de la mer des Indes. Il nage, plonge très-bien, et se nourrit de végétaux. La chair en est très-savoureuse. On pourrait l'élever avec avantage dans les localités où les fortes chaleurs occasionnent des maladies au porc commun.

Le **Pécari**, ou *porc musqué,* classé jadis parmi les porcs, est considéré aujourd'hui comme un sous-genre. Il a la queue courte, les canines à peine saillantes, et il présente sur la croupe une ouverture d'où suinte une liqueur odorante. Beaucoup plus petit que nos races de porcs, il ressemble à celui de Siam par la brièveté de ses jambes. On ne le trouve que dans l'Amérique du sud. Il y vit à l'état sauvage. La viande en est savoureuse, et il est facile à apprivoiser.

Du Sanglier. Le sanglier présente trois variétés généralement considérées comme trois espèces différentes. L'une est le **Sanglier d'Afrique** (*sus africanus*), caractérisé par des bosses aux joues, par une queue longue, par des soies fines, des oreilles petites. On le trouve sauvage à Madagascar, en Afrique. La chair en est estimée.

Le **Sanglier d'Éthiopie** (*S. Æthiopicus*) forme la seconde ; il a la tête large, aplatie. On le trouve dans les contrées brûlantes de l'Afrique ; enfin, la troisième, c'est le **Sanglier d'Europe** (*S. Scropha*). Ce sanglier est considéré comme la souche du porc domestique. En voici les principaux caractères : corps épais, trapu, couvert d'une peau dure; soies abondantes, longues, entre lesquelles nous trouvons un poil fin, court; tête allongée, forte, à occiput saillant; 44 dents dont 10 incisives, 4 canines, 28 molaires; les 2 défenses, appelées crochets dans le porc domestique, sont longues, pointues, triangulaires, recourbées, et relevant la lèvre supérieure; yeux vifs, petits, à pupille ronde; oreilles droites; museau relevé, tronqué, percé par les orifices des narines, terminé par un groin dur, calleux, pourvu d'un cartilage rond qui soutient l'os du boutoir; lèvre inférieure petite; dos tranchant; 12 mamelles; queue grêle, courte; extrémités courtes; 4 doigts onguiculés, dont 2 seulement servent à la progression.

Les sangliers habitent nos forêts; ils restent pendant le jour au fond de leur bouge, et en sortent la nuit pour chercher leur nourriture. Ils vivent de feuilles, de tiges, de racines, de fruits, de graines et même de substances animales. Ils sont par bandes composées de femelles et de jeunes sangliers. Les vieux mâles vivent solitaires. Ces animaux sont paisibles; quoique bien armés et courageux, ils attaquent rarement, mais, provoqués, ils se défendent avec fureur. Ils s'apprivoisent facilement quand on les prend jeunes.

§ 3.

DES RACES DU PORC DOMESTIQUE.

La domesticité, sans altérer les caractères génériques du sanglier, en a singulièrement modifié les mœurs et les formes; elle en a formé des races extrêmement nombreuses et dont quelques-unes sont si différentes des autres, que plusieurs naturalistes doutent qu'elles aient toutes une origine commune. En indiquant les principales, nous en ferons connaître les caractères les plus saillants.

Races françaises du porc domestique.

Nos races de porcs sont en général défectueuses : elles ont les extrémités hautes, le dos saillant, courbé; le cou grêle, long; les épaules resserrées; la poitrine étroite et la tête allongée; elles sont robustes, rustiques, mais peu précoces; prennent difficilement de la graisse, consomment beaucoup de nourriture eu égard à la viande qu'elles fournissent. Nous avons beaucoup de races, mais comme elles se sont croisées de diverses manières, il est résulté de leur mélange une grande confusion dans leurs caractères; nous en avons de grandes, de moyennes, de petites; de blanches, de noirâtres, et de pies résultant probablement du métissage des deux autres.

Race de Normandie. D'après Parmentier, la race pure se trouve dans la vallée d'Auge. Elle présente un corps long, épais, une tête petite, pointue, des oreilles droites; des pattes minces; des soies blanches et courtes. Les os en sont petits, quoique la taille en soit élevée. Il y a des individus qui pèsent 300 kilogrammes. M. Bella a comparé cette race à quelques autres; il a trouvé qu'elle mange beaucoup et s'engraisse mal.

Race du Poitou. Cette race a un corps plus long qu'élevé; une tête grosse, longue; un chanfrein droit; un front saillant; des oreilles larges, pendantes; des pattes fortes; un poil blanc, rude. Il y a dans le Poitou des porcs qui pèsent jusqu'à 250 kilogrammes.

Race du Périgord. Elle offre un corps ramassé, court,

large, une tête pointue, un cou court, gros, et un poil noir, rude et court. L'épine dorso-lombaire en est convexe supérieurement. Cette race, croisée avec la précédente, donne de bons produits. Il est probable que beaucoup de nos races à poil pie descendent de ce croisement.

Race de la Champagne. Nous trouvons dans la Champagne des porcs blancs, à taille élevée, ayant la côte plate, le flanc creux, les oreilles grandes.

Race du Quercy. Le Quercy a une race de porcs à taille moyenne, à tête courte, forte; à oreilles petites, droites, et à dos courbe. Ces porcs sont pies, mais plutôt noirs que blancs.

Races craonaises. On trouve dans le département de la Mayenne, près de la ville de Craon, des races de porcs qui possèdent de précieuses qualités. Les comices agricoles des Deux-Sèvres en ont acheté pour les revendre à des cultivateurs de ce département, et ils ont imposé aux acheteurs plusieurs conditions qui ont pour but l'amélioration des mauvaises races du pays. Si le département des Deux-Sèvres convient à ces porcs, ce qui est très-probable, ces comices auront fort utilement employé les fonds que, par l'entremise de leur préfet, ils ont obtenu du gouvernement.

D'après les détails que nous trouvons dans la *Revue agricole de juillet* 1840, voici les caractères des deux races craonaises.

L'une, dite **race de Craon**, a le corps fort long; elle a les jambes courtes, les oreilles longues, le dos large, de manière que dans le plus grand état de maigreur, l'épine dorsale n'est jamais saillante.

Elle est sobre, s'engraisse facilement; mais elle ne montre ce qu'elle doit être qu'à onze ou douze mois. Alors elle se développe, engraisse rapidement, et arrive à 5 ou 600 demi-kilogrammes.

L'autre race, appelée **RACE DE LA VALLÉE**, a les jambes courtes, le corps peu allongé, le dos très-large, les oreilles grandes, tombant sur le bout du nez, qui est fort court et fort large.

Elle a des épis autour de la queue, sur le dos, etc., et souvent elle présente, sous le menton, les deux appendices, espèces de *breloques*, qu'on remarque dans la chèvre.

Les porcs de cette race sont sobres, s'engraissent facilement; on peut les tuer à tout âge, pesant depuis 100 jusqu'à 300 demi-kilogrammes.

RACE BRESSANE. Le porc de la Bresse a une taille moyenne, le corps allongé avec l'épine dorso-lombaire légèrement convexe supérieurement; il a une teinte noirâtre, et une grande bande blanche entourant le milieu du corps. L'extrémité de l'oreille est pendante. Cette race se trouve dans la Dombe, dans le Lyonnais, etc.

On a dans le Charolais une variété de cette race plus petite, à oreilles droites, ayant le corps moins long, la côte plus arrondie, les jambes plus courtes et la viande meilleure.

Races anglaises du porc domestique.

RACE DU COMTÉ DE BERK. Dans le Berkshire, se trouvent des porcs roux, grisâtres, quelquefois pies, remarquables par leur corps allongé, épais, par leur cou énorme et leurs extrémités courtes; ces animaux peuvent acquérir un très-grand développement : on en a vu du poids de 1,375 demi-kilogrammes.

On a importé sur le continent des porcs blancs, à taille élevée, à côtes rondes, à oreilles pendantes, venant de l'Angleterre et de l'Amérique. Ces animaux mangent autant que nos races, et ne s'engraissent pas plus facilement que quelques-unes d'entre elles; cependant, d'après M. Bella, la race anglaise s'engraisse mieux, elle est plus facile à nourrir que la normande.

L'Angleterre possède diverses races qui proviennent du croisement de la race commune du pays, avec une des races à courtes jambes. Ces nouvelles races sont faciles à engraisser et donnent une bonne viande.

Races des porcs d'Allemagne.

L'Allemagne possède quelques races précieuses. Il y a le porc de Vestphalie, remarquable par sa taille élevée et sa fécondité; la race de Pologne, d'une grande stature, mais exigeant beaucoup de nourriture et étant peu féconde. Des races germaniques, Thaër préfère la race commune d'Allemagne, plus petite que les précédentes, mais s'engraissant avec plus de facilité.

Races des porcs à courtes jambes.

Nous réunissons ici la race chinoise, celles du Cap, de la mer du Sud, de Siam, etc., qui se trouvent en Asie, en Afrique, en Amérique, dans l'Australie, dans les îles de la mer du Sud, etc.; on en a introduit en Europe, provenant de ces diverses localités. Elles se ressemblent toutes beaucoup; probablement elles ont une origine commune, mais différente de celle des porcs domestiques européens. Toutes ces races ont la taille petite, le corps trapu, les jambes courtes; la tête racourcie, les mâchoires épaisses, les oreilles petites, droites; le cou court, épais, très-large; les épaules saillantes, le garot avancé, le dos droit, les reins larges, le ventre près de terre, la queue pendante, courte; la peau fine; les soies courtes, rares, noirâtres ou grises, quelquefois de différentes couleurs.

Le porc turc, encore appelé porc de Mongolie, de Mongolitz, offre à peu près les mêmes caractères : il a le corps trapu, ramassé; les jambes courtes, fines; les soies rares, frisées, noirâtres ou d'un rouge brun. Le porc turc provient probablement de la même source que les autres races à jambes courtes, auxquelles il ressemble autant qu'elles se ressemblent entre elles.

Ces petites races mangent peu, ont un accroissement rapide et s'engraissent facilement; on peut les soumettre à l'engrais fort jeunes, et les tuer grasses à l'âge de six à huit mois. Elles sont plus douces que les porcs d'Europe.

Croisées avec les races anglaises, elles avaient donné des métis extrêmement précieux, lorsqu'en 1819, M. Decazes, ministre de l'intérieur, chargea M. Huzard d'en acheter en Angleterre. Plus tard, M. le duc Decazes a importé des métis anglo-chinois dans le sud-ouest de la France, où il a introduit tant d'autres améliorations agronomiques et industrielles. Les importations ont été souvent renouvelées depuis; M. Ivart a formé un beau troupeau de ces animaux à l'école d'Alfort. Le 6 mai 1840, M. Mangon avait conduit à la foire de Niort un porc turco-anglo-chinois, du poids de 250 kilogrammes. Ce porc mérite le nom de *monstrueux,* qu'on lui a donné; l'habile éleveur qui le possédait a promis d'en exposer du poids de 375 kilogrammes, dans le mois de février prochain.

Le croisement des races à courtes jambes avec des truies indigènes, donne généralement d'excellents résultats. Les métis croissent plus vite, s'engraissent plus facilement, paient mieux la nourriture que les races communes, et sont cependant plus grands, plus forts, plus robustes que les races importées.

ARTICLE II.

DE LA REPRODUCTION ET DE L'ÉLÈVE DES PORCS.

§ 1er.

DU CHOIX DES PORCS.

Dans nos pays, le porc est uniquement destiné à nous donner de la viande. Nous devons rechercher une race qui croisse avec rapidité, qui engraisse facilement et dont les individus fournissent après la mort, relativement au poids de leur corps, une grande quantité de bonne viande.

Choix de la race.

Les cultivateurs qui veulent nourrir les porcs dans les porcheries ou les conduire dans des vergers, dans des tréflières peu éloignées des habitations; ceux qui, habitant les environs d'une ville, ont la facilité de vendre, dans toutes les saisons, les animaux gras, doivent élever exclusivement des porcs à courtes jambes. Avec ces animaux une quantité donnée de nourriture produira, dans un certain temps, plus de viande ; ensuite on peut en élever et en engraisser deux générations au moins, dans le temps que l'on mettrait à élever et à engraisser une génération de la race indigène.

Mais les propriétés étant très-divisées, les terres des fermes souvent très-éparpillées en France, les races du porc de la mer du Sud sont trop petites et trop mauvaises marcheuses pour la plupart de nos cultivateurs; il leur faut des animaux qui puissent aller chercher leur nourriture fort loin, dans les châtaigneraies, dans des bois. Ensuite beaucoup de campagnes, n'ayant de débouchés pour les porcs que dans la mauvaise saison, ne peuvent engraisser ces animaux qu'en automne et en hiver. Les porcs robustes sont fort avantageux pour ces contrées; ils vont, pendant huit ou neuf mois de l'année, chercher leur nourriture dehors; ils acquièrent ainsi une grande taille, sans entraîner aucune dépense, et, à l'époque de la maturité du gland, de la châtaigne, de la faîne, ils commencent même à s'engraisser, quoique consommant une nourriture qui n'a presque aucune valeur. On termine ensuite l'engraissement dans les porcheries en peu de temps. Ces animaux ainsi formés sont aussi aptes à donner des jambons, du lard, bons à être exportés, que les petites races, à donner de la viande bonne pour être mangée fraîche ou en petit salé. Quoique gras, ils sont même encore assez forts pour se rendre des départements du Tarn-et-Garonne, du Lot, de l'Aveyron, etc., à Béziers, à Montpellier, à Nîmes, et même à Marseille. L'entretien de ces porcs, étant très-économique, donne des bénéfices; cependant il est probable qu'un croisement avec un métis anglo-chinois en améliorerait la race. Toutefois, les essais à cet égard ne doivent être tentés qu'avec prudence.

Choix des reproducteurs.

Pour bien choisir les reproducteurs dans la race du porc, il faut avoir égard à la taille, aux formes, à la race, à l'âge, à l'état de santé.

En France, on s'attache en général trop à la taille. On ne réfléchit pas que les animaux mangent à proportion de leur volume, et qu'on ne doit pas avoir égard à la quantité absolue de viande que donne un porc, mais à la quantité qu'il en fournit, relativement aux aliments qu'il a consommés. Qu'importe, en effet, que l'on obtienne 2 kilogrammes de lard avec un porc ou avec deux; ce qui intéresse, c'est de les produire avec le moins d'aliments possible. Il faut donc, dans le choix des reproducteurs, ajouter peu d'importance au volume du corps; ne rejeter un verrat comme trop petit, qu'autant qu'on a lieu de croire qu'une constitution mauvaise, que le manque d'aliments, de soins, se serait opposé à son accroissement; et les bons résultats produits par le petit verrat chinois, témoignent assez en faveur des races peu élevées. Cependant une truie grande, de bonne venue, offre plus de chances de faire des petits nombreux et beaux, de mettre bas plus facilement, et de bien nourrir sa progéniture. Quant à la taille du mâle, considérée relativement à celle de la femelle, c'est un sujet qui a été traité aux articles *appareillement, croisement.*

Le choix, sous le rapport des formes, est d'une grande importance pour la quantité de bonne viande que fournissent les individus. Chabert choisissait, pour en faire le mâle, le porcelet le plus long. Les meilleurs éleveurs conseillent les formes suivantes : corps long, cylindrique; os petits, muscles développés, poitrine large, côtes rondes; dos droit, large; reins applatis, tête courte, mince; groin fin, pointu; yeux ardents; cou court, épais, large; épaules et cuisses fortes, saillantes, épaisses, cachant les avant-bras et les jambes; derniers rayons des membres courts, minces; peau douce, élastique, sans plis; soies brillantes, douces, fines, claires. Quelques engraisseurs recherchent les porcs qui ont des oreilles larges, pendantes; cependant l'analogie doit nous faire désirer que ces parties soient courtes, minces, droites; car dans les meilleures races elles présentent cette conformation.

Autant que possible, il faut rechercher des reproducteurs appartenant à une *race* dont l'accroissement soit rapide et l'engraissement facile.

L'âge peut être très-variable : les porcs peuvent engendrer à huit ou à dix semaines. Il faut suivre l'instinc de la nature, les employer jeunes, et les réformer avant la vieillesse. En Angleterre, en Allemagne, d'après Viborg, on ne laisse accoupler les porcs que dans la deuxième année, et on les réforme à cinq ans. Il ne peut pas y avoir d'inconvenient à les faire reproduire à l'âge de dix mois, un an. Les Normands livrent leur truie au verrat à l'âge de huit mois, et cependant la race se conserve grande et robuste. Les vieux verrats, les vieilles truies, ne s'engraissent jamais bien, et fournissent de la viande dure; en les châtrant à deux, trois ans, au plus tard, on peut encore en tirer assez bon profit. D'ailleurs, après cet âge, les animaux deviennent méchants, difficiles à soigner.

On n'emploiera à la reproduction que les animaux jouissant d'une bonne santé. Nous ajouterons à ce que dit le professeur Grognier, sur la nécessité de choisir des reproducteurs robustes, que la ladrerie doit exclure de la reproduction les animaux qui en sont atteints. Si la maladie n'est pas héréditaire, il paraît démontré que la disposition à la contracter se transmet par la génération.

Les considérations qui précèdent s'appliquent aux deux sexes. Nous dirons, relativement à la femelle, qu'elle doit avoir l'abdomen, le bassin amples, le flanc large, les mamelles volumineuses et nombreuses.

§ 2.

DU RÉGIME DES REPRODUCTEURS ; DE L'ACCOUPLEMENT.

Régime des animaux employés à la reproduction ; signes de la chaleur.

Le rut se développe assez souvent dans le porc, sans qu'il soit nécessaire de soumettre les animaux à un régime particulier.

Les verrats sont très-prolifiques. Parmentier voulait donner à chacun seize ou vingt truies. Ils peuvent, sans inconvénient, faire de quatre à six saillies par jour lorsqu'ils sont entretenus à la porcherie. S'ils sont libres avec les truies, ils en effectuent un plus grand nombre; mais alors ils maigrissent et les descendants se ressentent de leur faiblesse.

Pendant la saison de la monte il faut nourrir le verrat pour l'entretenir en bon état, mais sans l'engraisser. Si on lui donne des laitues pour le rafraîchir, ainsi que le veut Arthur Young, il faut ajouter à cette nourriture des aliments beaucoup plus substantiels.

La femelle du verrat n'exige aucun soin particulier ; Viborg rapporte que les lavures la rendent luxurieuse ; mais ces substances ne sont pas nécessaires. La truie entre en chaleur à l'âge de quatre ou cinq mois, et même plus tôt; si elle n'est pas couverte, cet état reparaît tous les vingt ou vingt-cinq jours.

La truie qui est en chaleur a la bouche écumeuse, pleine de bave; elle va, vient, monte sur les autres porcs; les parties externes de la génération sont tuméfiées, le vagin est rouge.

De l'accouplement du porc.

Époque de la monte. Pour fixer l'époque de la saillie, il faut prendre en considération l'état des reproducteurs, choisir le moment où ils sont bien disposés. On recommande cependant de ne pas conduire la truie au verrat le jour même où la chaleur se développe : elle retient plus facilement quand elle est restée quelque temps dans cet état. On doit aussi avoir égard à la durée de la gestation et faire en sorte que la truie mette bas dans la saison la plus favorable, soit pour vendre les cochons de lait, soit pour élever ceux qu'on veut garder. On considère comme un moment favorable celui où l'on peut disposer des produits de la laiterie, des racines économiques, des résidus de quelques fabriques, des restes des porcs qui sont soumis à l'engraissement.

Les truies de plus de 18 mois pourraient faire trois portées par an ; mais alors elles ne peuvent allaiter les petits qu'imparfaitement. Il est préférable de ne les faire porter que tous les six mois. Comme elles deviennent souvent en chaleur, et que les mâles sont toujours disposés, on peut choisir pour l'accouplement le moment le plus favorable. Le plus souvent on les fait couvrir à la fin d'octobre ou au commencement de décembre. Les petits naissent en mars, peuvent profiter du laitage et de la verdure. Si la mère ne doit plus porter, on a le temps de la faire châtrer pour l'engraisser l'hiver suivant ; si elle doit porter encore, on la fait couvrir de nouveau pour avoir les gorets de la deuxième portée annuelle, à l'arrière-saison, au moment où nous pouvons les nourrir, soit avec les grains qui se perdent quand on bat, soit avec les restes de la nourriture des porcs à l'engrais.

Accouplement. Le plus souvent on le fait effectuer dans une loge. On y enferme le mâle et la femelle et on les laisse tranquilles. L'acte dure quatre minutes ; il est consommé quand les mouvements du mâle cessent tout-à-coup et qu'il lui survient un étourdissement subit. On recommande de faire accoupler les truies deux fois de suite.

L'accouplement peut avoir lieu en liberté ; mais le verrat, libre avec les femelles, fait, en peu de temps, un grand nombre de saillies qui l'épuisent inutilement. Dans tous les cas, il importe de bien tenir note du jour où la copulation a eu lieu, afin de savoir approximativement le moment du part, et de pouvoir surveiller les truies.

§ 3.

DE LA GESTATION ; DE L'AVORTEMENT ET DU PART.

Signes, durée de la gestation ; soin des femelles pleines.

Les signes de la gestation sont à peu près les mêmes dans toutes les femelles. Après la conception, les chaleurs passent, et généralement pour ne pas revenir avant la mise-bas ; le ventre devient volumineux, avalé. Les truies qui ont été fécondées, deviennent moins pétulentes, et sont beaucoup plus disposées à engraisser.

La durée de la gestation est, dit-on vulgairement, de trois mois, trois semaines et trois jours. Les truies mettent bas du 109e au 123e jour, et le plus souvent le 115e, après la copulation. En général, les femelles jeunes, celles qui sont faibles, portent moins longtemps que les autres.

Les soins et la nourriture de la truie exigent encore plus de précautions que dans l'état ordinaire : le régime doit tendre à les tenir en bon état sans les engraisser, car celles qui sont grasses, ont de la peine à mettre bas; elles sont lourdes, maladroites, et exposées, en accouchant, à écraser les porcelets qu'elles viennent de mettre au jour. On a d'ailleurs remarqué que les truies grasses ont peu de lait.

De l'avortement.

L'avortement est produit par une nourriture insuffisante, mauvaise ou trop substantielle. Les coups, les chutes, les pressions, certaines substances dont l'action se porte spécialement sur la matrice, peuvent aussi occasionner la mort du fœtus.

Les signes de l'avortement sont à peu près les mêmes que ceux du part. Les truies sont inquiètes, turbulentes; elles vont, viennent, se couchent, se relèvent pour se coucher de nouveau, crient, etc. Il y a peu de secours à employer contre l'avortement. On peut le prévenir en éloignant les causes qui le déterminent. Quand on a plusieurs truies, si quelques-unes avortent, il faut en examiner avec soin le régime, et le changer pour préserver les autres : donner de bons aliments, proportionner les rations à la taille des femelles; employer les adoucissants, les acidules et la saignée si les truies sont trop grasses; quand l'avortement a eu lieu, si les petits ne sont pas expulsés, il faut en provoquer la sortie au moyen d'injections émollientes. Si la matrice est vidée, on agit comme lorsque le part a eu lieu.

Signes, phénomènes du part; soin des femelles avant et pendant qu'elles mettent bas.

Les signes de la gestation sont plus marqués, à mesure que le terme en approche. Le ventre, devenu volumineux et près de terre, tiraille la colonne épinière : celle-ci présente supérieurement une grande concavité. Les mamelles sont volumineuses et distendues.

A l'approche du moment de la mise bas, les truies sont inquiètes, agitées, souffrantes; elles ramassent de la paille, la portent dans la loge, la brisent, en font leur lit. Les douleurs qu'elles éprouvent durent quelquefois longtemps, et sont manifestées par des grognements, par un regard inquiet, agité.

Quand arrive le terme ordinaire de la gestation, vers le 112e jour après la copulation, on doit surveiller les truies, et lorsqu'on les voit faire leur lit, il faut placer de la paille courte, hâchée, brisée, fine, dans un lieu tranquille et spacieux, exposé au soleil si la température n'est pas trop élevée : la chaleur et la lumière sont aussi favorables aux porcelets qu'à la mère. Les truies doivent cependant toujours être placées dans un lieu où l'on puisse leur donner des soins.

Les phénomènes du part n'offrent rien de particulier. Quand les truies veulent mettre bas, elles s'entourent de paille, et se couchent dans leur litière; elles font des efforts à mesure que les douleurs augmentent; bientôt les enveloppes fœtales se rupturent, et la sortie du fœtus a lieu.

Il n'est pas rare de voir les truies, surtout les jeunes qui mettent bas pour la première fois, tuer les petits ou les manger à mesure qu'elles les font. Pour prévenir ces accidents, on conseille de frotter les porcelets avec une décoction de coloquinte ou d'une autre substance amère. Il est peut-être plus simple de bien nourrir les truies deux ou trois jours avant le part, pour qu'elles ne cherchent pas à manger le délivre; car c'est le plus souvent après qu'elles l'ont mangé, qu'elles dévorent les porcelets, sans doute à cause des rapports qu'elles trouvent entre les enveloppes fœtales et les gorets enduits, les unes et les autres, des mêmes liqueurs. Quelques agriculteurs font surveiller la truie qui met bas par une personne chargée de séparer les petits de la mère, à mesure qu'ils naissent. Quel que soit le moyen que l'on emploie pour conserver les gorets, on doit faire en sorte de ne pas irriter la mère; il faut la faire surveiller par une personne qui l'ait déjà aprivoisée par des friandises et des caresses.

Le part n'a pas toujours lieu de la manière que nous venons d'indiquer; il est quelquefois laborieux, difficile, les douleurs sont grandes et durent longtemps. Si cela tient à la faiblesse de la mère, il faut lui donner une infusion excitante. Dans quelques cas, il peut être nécessaire de donner des lavements pour vider le rectum, et de faire des injections émollientes dans le vagin. On a vu quelquefois, dans les truies pléthoriques, une saignée à la queue distendre les organes et faciliter la sortie du fœtus.

Les efforts nécessités par l'accouchement laborieux peuvent produire le renversement de la matrice; il faut alors chercher à remettre cet organe à sa place. A cet effet, on empêche les truies de crier en leur attachant le groin; on pousse ensuite l'utérus dans le bassin, en ayant soin d'agir principalement dans les instants ou la femelle ne fait pas d'efforts. Si la matrice est restée longtemps déplacée, qu'elle ait été irritée par le fumier, par les mouvements de la truie, il faut la plonger dans l'eau tiède, la nétoyer avant de procéder à la réduction. Lorsque les efforts de la truie tendent à repousser l'organe qui vient d'être réduit, on cherche à le tenir en place au moyen d'un point de suture fait à la vulve, ou en employant un pessaire ou un bandange approprié.

§ 4.

SOINS A LA MÈRE ET AU PETIT APRÈS LE PART.

Soins à la mère.

Les truies qui viennent de mettre bas sont presque toujours faibles, mais la faiblesse dure en général peu de temps. On conseille cependant de leur donner soit une petite ration de grains macérés, moulus, soit une soupe, ou une purée faite avec du lait écrémé, du petit lait et des racines cuites, des pommes de terre, de la farine, etc. Si la faiblesse persiste, que la truie soit abattue, qu'elle ait le pouls faible, la respiration accélérée, il faut administrer quelques légers cordiaux, du pain trempé dans du vin, des infusions aromatiques, etc. Il faut répéter souvent l'administration de ces remèdes et en donner peu à la fois. M. Crud conseille de donner à la truie, « aussitôt après l'accouchement de quarante-cinq à soixante grammes de manne, afin « de la purger et de lui ôter une disposition farouche qui « fait qu'assez souvent elle tue et mange ses petits. » (*Econ. théor. et prat. de l'agriculture,* 1839.) N'est-ce pas inutile?

Soins aux gorets.

Les porcelets naissent débarrassés des enveloppes fœtales, et s'ils sont vigoureux, ils cherchent à téter peu après la naissance. Une fois qu'ils ont saisi le mamelon et sucé du lait, la mère les adopte et les soigne. On peut les laisser à côté d'elle sans crainte, si la loge est chaude; mais si le temps est froid il faut les placer dans un panier, dans une caisse ou dans un cuvier garni d'une litière douce et chaude, et même les tenir, si cela est nécessaire, à côté du feu. On doit prendre à plus forte raison ces précautions envers les porcelets, si on les a séparés, crainte que la mère ne les dévorât; on les gardera isolés pendant quelques jours en ayant soin de les faire téter régulièrement.

Les porcelets adoptent pour toujours le mamelon qu'ils saisissent le premier ; si l'un d'eux meurt, son mamelon tarit; les truies qui n'ont qu'un nourrisson n'ont du lait qu'à une seule mamelle. L'éleveur doit toujours avoir soin que les porcelets les moins forts saisissent la première fois qu'ils têtent, les plus grosses mamelles. Avec cette précaution, le développement des plus petits gorets devient plus rapide, et l'on a des portées dont tous les individus sont égaux.

S'il arrive que des truies fassent plus de petits qu'elles n'ont de mamelles, on les garde tous pendant quelques jours et l'on en tue ensuite comme cochons de lait. Quelque soit le nombre de mamelles, il faut toujours sacrifier quelques petits, quand on a lieu de croire que la mère les nourrirait mal et s'épuiserait. C'est à l'âge de trois semaines qu'il faut égorger les cochons de lait. Alors la viande en est tendre et cependant savoureuse et de facile digestion. Les mâles se développent mieux et, grands, ils se vendent plus chers que les femelles : on doit les garder de préférence. Les uns conseillent de ne laisser que six ou huit petits; Chabert en élevait dix ou douze. Il faut en garder un nombre relatif à la force de la mère et à la quantité de bons aliments qu'on destine à la nourrice et aux petits nourrissons. Les truies qui élèvent un trop grand nombre de gorets en souffrent et font de fort mauvais élèves; cependant il ne faut pas craindre qu'elles s'épuisent un peu, car après le sevrage elles sont bientôt redevenues en bon état; et quant aux petits, on peut suppléer par une bonne nourriture au lait qui leur manque ; de sorte que si les jeunes porcs se vendent bien, on peut sans crainte laisser à chaque truie un grand nombre de porcelets.

§ 5.

SOINS AUX NOURRICES ET AUX NOURRISSONS JUSQU'APRÈS LE SEVRAGE.

Soins aux nourrices.

On doit porter beaucoup de soin aux aliments des truies qui nourrissent, leur donner des substances saines, nutritives, mais aqueuses et favorables à la sécrétion du lait. On leur administre de la farine d'orge, d'avoine, de maïs, de féveroles, etc., des pommes de terre, des carottes cuites, délayées dans de l'eau ou dans des liquides nutritifs; il n'y a pas d'inconvénient à ajouter, pour rendre l'alimentation plus substantielle, des grains secs, écrasés, macérés ou cuits, etc. La nourriture doit être distribuée avec beaucoup de régularité : en donner souvent, peu à la fois, surtout de suite après le part; même, pendant tout le temps de l'allaitement, les repas doivent être réglés et jamais trop forts. Il importe de prévenir avec le plus grand soin les indigestions qui, en produisant un mauvais lait, donnent la diarrhée aux porcelets. La nourriture doit toujours être suffisante sans être en excès ; car une alimentation trop copieuse donnée à la mère occasionne la teigne aux petits.

Vers la fin de l'allaitement, quand on veut sevrer les porcelets, il faut, à mesure qu'on augmente leur ration, diminuer celle de la mère ; cette précaution suffit, si l'on sèvre graduellement les petits, pour diminuer insensiblement la sécrétion du lait et prévenir les accidents qu'occasionne si souvent l'accumulation de ce liquide dans les mamelles.

Soins aux nourrissons.

Le lait de la mère doit suffire aux nourrissons pendant les premières semaines; mais lorsqu'ils ont une quinzaine de jours, plus tôt si la truie nourrit un grand nombre de porcelets, on commence à leur donner du lait tiède. On continue cette nourriture pendant quelques jours, et on y ajoute ensuite, pour la rendre plus substantielle, de la farine. A mesure que les jeunes porcs acquièrent du volume, que les organes digestifs se fortifient, on augmente les rations, on donne des grains écrasés, ramollis, et on délaie, dans les aliments laiteux, des racines, des tubercules cuits, etc., etc. Si cela était nécessaire, on habituerait les jeunes porcs à boire, en les empêchant de téter à volonté, pour laisser développer en eux le sentiment de la faim.

On sèvre les porcelets à l'âge de deux mois ou de dix semaines, plus tôt ou plus tard, selon la facilité qu'on a pour bien nourrir ou pour vendre les jeunes porcs. Pour effectuer le sevrage, on commence par donner un peu moins de nourriture à la mère, afin de diminuer la sécrétion du lait, et l'on nourrit les petits dans une loge bien fermée. Les premiers jours, on les fait téter souvent, afin de diminuer les inconvénients de la séparation; mais les jours suivants on les fait téter de plus en plus rarement, et on les laisse chaque fois peu de temps avec la truie, jusqu'à ce qu'enfin on puisse supprimer l'allaitement sans nuire aux petits ni à la mère.

L'époque du sevrage est extrêmement critique pour les animaux; ils souffrent de la perte de la mère et de la privation d'un aliment qui jusque là avait formé leur nourriture presque exclusive. Des soins leur sont d'autant plus nécessaires qu'ils sont alors dans un âge très-impressionnable, et que du régime auquel ils sont soumis, dépendent, souvent pour toujours, leur force et leur santé. Pour leur donner une bonne constitution et une santé robuste, on les fera jouir du grand air, en ayant soin de les préserver de la pluie et du froid. On les tiendra chauds dans une loge propre, bien aérée, et garnie d'une bonne litière; on fera en sorte de leur donner, à mesure qu'ils prendront moins de lait, une nourriture de plus en plus abondante et substantielle : on continuera l'usage du lait, de la farine, des grains écrasés, des graines ramollies, etc.; Young recommande la farine du méteil pour les porcelets, à l'époque du sevrage.

§ 6.

RÉGIME DES PORCELETS APRÈS LE SEVRAGE.

Après le sevrage, il faut continuer pendant un mois la distribution des bons aliments qu'on a employés pour sevrer, ou bien donner aux porcelets du lait écrémé, du lait de beurre, du petit-lait mêlé à des racines, à des tubercules cuits, à des farines, à des grains écrasés. On doit en même temps les laisser promener lorsque le temps le permet, les conduire dans les trèfles et dans les prés où l'herbe est tendre; donner dans la cour des végétaux, de l'oseille, des laitues. Les grains, l'orge, les pois, le seigle secs, en exigeant un certain effort des organes de la mastication, facilitent, dit-on, la chute des dents de lait dites *dents de loup*.

On doit cependant ne pas donner de la nourriture en excès. Les jeunes porcs s'engraisseraient, grandiraient peu, et si la température devenait élevée, ils seraient exposés à de graves maladies. Dans tous les temps, les porcelets trop bien nourris, contractent la teigne et des ophthalmies.

C'est surtout lorsque les porcs sont jeunes qu'ils exigent des soins particuliers. Quand on les a séparés de la mère, qui les réchauffait toujours un peu, il faut, si l'on est en hiver, les tenir dans des loges bien chaudes, sèches, éclairées et garnies d'une bonne litière; en été, on fait prendre de temps en temps des bains d'eau fraîche. Dans toutes les saisons, les auges doivent être souvent lavées.

Ce régime, ces soins, doivent être continués jusqu'à ce que les jeunes porcs soient assez forts pour être réunis aux adultes. Si dans le nombre, il y en a de faibles, il faut les tenir à part et leur continuer, pendant quelques jours, les soins particuliers qu'on donnait à tous.

§ 7.

DE LA CASTRATION.

La castration dans le porc serait nécessaire, lors même que, sans cette opération, on pourrait empêcher les animaux de trop multiplier et de s'épuiser : elle serait utile pour faciliter l'engraissement.

Les animaux qu'on veut engraisser à l'âge de six mois, doivent être châtrés très-jeunes. C'est ce que l'on fait souvent, même quand on ne veut les engraisser qu'à quinze ou dix-huit mois. On choisit les individus que l'on veut garder pour propager l'espèce, et l'on châtre ensuite les autres quand ils ont quinze ou vingt jours. On attend ordinairement un peu plus pour les femelles. Cependant, si l'on ne veut les tuer qu'à dix-huit mois, et que l'on aie les moyens de les empêcher de se reproduire, on peut retarder la castration jusqu'à l'âge de cinq ou six mois; d'après Viborg, le lard des porcs est alors plus charnu.

Les porcelets mâles, et les verrats, sont appelés *porcs*, improprement *cochons*, après la castration, et l'on nomme *coches* les femelles qui ont subi la même opération.

La castration se fait par l'ablation des ovaires et des testicules. La première opération est plus grave, quoique ordinairement sans danger : les femelles en périssent très-rarement, lors même qu'elles sont âgées et qu'elles ont porté plusieurs fois, ce qui la rend cependant plus dangereuse. Dans les mâles, surtout dans les jeunes, l'opération est très-facile et ne présente aucun danger.

§ 8.

MOYENS D'EMPÊCHER LE PORC DE FOUGER.

Bouclement.

Cette opération est connue de tout le monde. On la pratique de différentes manières. Pour l'effectuer, après avoir assujéti le porc, et lui avoir attaché les mâchoires pour l'empêcher de crier et de mordre, on passe dans le groin deux morceaux de fil de fer, un de chaque côté, portant une boucle à l'une de leurs extrémités ; on fait former un anneau au fil, et on le fixe, en passant dans la boucle l'extrémité libre qu'on replie sur elle-même. Au lieu de fils, on emploie quelquefois deux lames de fer étroites, battues à chaud, pointues à une extrémité, et portant une boucle à l'autre : ces lames, plus ou moins tranchantes, produisent plus d'effet que les fils ronds. Ailleurs, on passe dans le groin une petite lame de fer, portant à chaque bout deux pointes en forme de flèche : ces pointes piquent le porc lorsqu'il veut fouger. Les porcs s'habituent, à la longue, à la douleur produite par les corps qu'on a employés pour les boucher, et l'opération cesse alors de les empêcher de remuer la terre. Dans ce cas, on renouvelle l'opération, qui est toujours peu dangereuse.

Section des tendons des muscles releveurs du groin.

On peut empêcher les porcs de fouger, en coupant les tendons des muscles qui relèvent le groin. Pour pratiquer cette opération, on baisse le bout du nez, en le pressant pour faire tendre les tendons; pour en reconnaître la place, on presse légèrement sur le chanfrein, et on les sent bientôt sous la peau. On fait une incision sur les tendons, on les cherche pour les soulever, et l'on en coupe trois ou quatre centimètres. Cette opération est moins efficace que le bouclement.

CHAPITRE II.

Entretien des porcs adultes.

—

Nous allons examiner la nourriture de ces animaux; nous traiterons ensuite des habitations, et des soins particuliers qu'ils réclament.

SECTION PREMIÈRE.

NOURRITURE DES PORCS.

Nous examinerons ici la nourriture qui a pour but de les entretenir seulement, de les faire croître sans les engraisser.

On nourrit en général les porcs avec économie, et ces animaux ne procurent des bénéfices à quelques localités que parce qu'on les y élève à peu de frais jusqu'au moment où on les soumet à l'engrais. Ce mode d'entretien sera sans doute encore pour longtemps le plus rationnel, pour nos campagnes qui n'ont que de mauvaises races, et qui manquent de débouchés pendant une partie de l'année.

Le régime que suivent les porcs pendant l'été, n'est pas le même que celui auquel ils sont soumis pendant l'hiver. Nous allons étudier l'un et l'autre.

ARTICLE PREMIER.

RÉGIME DES PORCS DURANT L'ÉTÉ.

Pendant la belle saison, les porcs sont, dans quelques endroits, nourris à la porcherie; ailleurs, on les conduit dans des pâturages, ou bien on les soumet à un régime mixte.

§ 1er.

ENTRETIEN DES PORCS A LA PORCHERIE.

Les restes, les résidus du ménage peuvent suffire pour la nourriture des porcs, quand nous en élevons seulement pour la consommation de la ferme; nous n'avons à ajouter aux lavures, aux petit-lait, etc., que les criblures, les débris du jardinage, les mauvais fruits du verger, etc.

Mais si l'on s'occupe de l'éducation des porcs en grand, qu'on les multiplie, il faut alors chercher la base principale de l'alimentation des animaux adultes, dans les produits de l'agriculture, à moins qu'on ne dispose de certains aliments particuliers comme les résidus de quelques fabriques.

Parmi les substances qui peuvent être employées pour l'entretien des porcs adultes, on doit placer d'abord les aliments végétaux; les substances herbacées surtout sont précieuses par la faculté que l'on a d'en avoir, à peu de frais, en grande quantité, et pendant presque toute l'année. Nous citerons comme pouvant être usités pour nourrir le porc, le trèfle, la luzerne, le sainfoin, les fèves, les pois, les vesces, la chicorée, les orties, etc., mêmes des feuilles d'arbre, et toutes les herbes des jardins et des prés, à l'exception de l'*aconit napel,* des *colchiques d'automne,* et de quelques autres plantes généralement reconnues comme étant des poisons pour la plupart des animaux. On peut les donner tels qu'ils viennent d'être recueillis; et il résulte des expériences de Young, que les aliments verts, mangés sur pied, profitent beaucoup moins qu'étant fauchés et donnés dans la porcherie. On peut même, par des opérations fort simples, par la coction, par la fermentation, par l'emploi des condiments, en augmenter les propriétés alimentaires.

Tous les végétaux que nous venons d'énumérer ne sont pas également nutritifs. Le trèfle, la luzerne doivent être placés au premier rang, et sur la même ligne. Si le premier produit l'avortement des truies, ainsi que le dit Bourgelat, cela arrive rarement, et seulement lorsqu'elles en prennent une trop grande quantité à la fois. Il est plus constant qu'après le part, le trèfle « est très-salutaire aux « nouveau-nés, par la qualité et la quantité de lait qu'il « fournit à la femelle qui les allaite. » Sinclair dit que le trèfle peut nourrir le porc à l'étable avec beaucoup d'avantage. « A cet effet, ajoute-t-il, le jardin de chaque petit « cultivateur devrait toujours contenir une petite pièce de « trèfle. » A Grignon, on donne ce végétal après lui avoir fait subir un commencement de fermentation. A cet effet, on le met dans un cuvier avec de l'eau qu'on laisse exposée au soleil jusqu'à ce que la plante ait pris une teinte brune, et qu'elle dégage une odeur particulière. Tous les porcs ne sont pas bien disposés à prendre de cette nourriture, quand on leur en donne pour la première fois; mais ils y sont bientôt habitués, et ils la préfèrent ensuite au trèfle qui n'a pas subi de préparation.

Comme les deux légumineuses dont nous venons de parler, les fèves conviennent beaucoup aux porcs; les Anglais préconisent surtout celles qu'ils appelent fèves de Windsor. Ils en sèment à diverses époques de l'année, pour avoir une succession régulière de bonne nourriture durant toute la belle saison.

Les feuilles de chou, de rave, etc., même les navets, les raves peuvent aussi contribuer à l'alimentation du porc; mais les substances que nous avons précédemment examinées sont plus nutritives.

Les carottes, les pommes de terre cuites, les restes de la cuisine, les eaux de la vaisselle, les fruits secs du chêne, du châtaignier, le sarrazin, le maïs, le blé avarié, les farines, les graines des légumineuses, doivent être réservés pour les nourrices, les nourrissons et les animaux à l'engrais. Il n'y aurait cependant pas de désavantage, quoique le prix de ces substances soit élevé, à les employer, réduites en bouillie ou en farine, pour engager les porcs à manger les aliments herbacés.

Le lait écrémé, le lait de beurre, le recuit ne sont en général donnés aux porcs adultes que comme condiments. On réserve ces aliments pour les gorets.

Les substances animales avaient été jusqu'ici peu usitées pour nourrir les porcs en grand; mais divers établissements, celui qu'a formé à Alfort M. Ivart, nous prouvent que ces animaux, quoique omnivores, peuvent être sans inconvénient entretenus avec de la chair. Nous avons, aux portes de Lyon, sur la commune de La Guillotière, un établissement où M. Laracine entretient toujours de trente à soixante porcs avec les débris des chevaux qui meurent en ville, ou qu'il fait tuer pour en retirer les produits divers. Il a remarqué que la viande crue produit la diarrhée et profite moins que celle qui a subi la coction. Entre deux repas de viande, il donne généralement en été une ration de son de bierre, ou de feuilles de betteraves cuites, et en hiver de racines de cette plante. Il administre ces substances végétales après les avoir fait cuire avec de la chair. Les animaux profitent peu, malgré cette bonne nourriture, parce qu'elle leur est distribuée irrégulièrement. Si tous les jours ils ne reçoivent pas de viande, ils crient, se tourmentent dans leurs loges; mais s'ils font un bon repas de substances animales par jour, ils se couchent et restent tranquilles.

L'instinct carnassier des porcs a souvent occasionné des malheurs; très-souvent on en voit qui mangent des volailles, des agneaux, etc.; et quelquefois des enfants ont été victimes de la voracité de ce pachyderme. Cet instinct du porc est souvent utile; il donne le moyen de diminuer, dans les terres, le nombre des animaux nuisibles. Quand cet animal est libre dans les marais, dans les prés, dans les champs, il mange les insectes, les sauterelles, les hannetons, etc., les rats, les taupes, les mulots. Sur les bords de la mer il se nourrit de poissons, de coquillages que les flots jettent sur la terre. Les plantes marines sont pour quelques localités une ressource précieuse : on les administre après qu'elles ont subi la coction.

Entretien du porc dans les pâturages.

On conduit les porcs dans les marais, dans les bois, dans les prés, dans les prairies artificielles, et dans les terres en culture. Tantôt on les laisse paître en liberté; tantôt on les attache à un piquet, et d'autres fois on les entrave.

Les porcs résistent à la mauvaise influence des marais; ils trouvent dans ces lieux des feuilles, des racines, des insectes, et d'autres animaux qui les entretiennent en santé.

On a voulu défendre au porc le pâturage des bois où ils se nourrissent de feuilles, de tiges, de racines, de fruits et de substances animales; on a prétendu qu'ils nuisent à la propagation des arbres en mangeant les fruits; qu'ils arrachent les jeunes plançons en fouillant la terre. Ces craintes ne sont pas fondées : il reste toujours assez de glands, de faînes et d'autres fruits pour le renouvellement des bois; et en remuant la terre, les porcs font beaucoup plus de bien que de mal aux arbres.

Ce ne sont pas les prairies naturelles qui conviennent le mieux pour faire paître les porcs; on ne doit y conduire que ceux qui, ayant le groin bien bouclé, ne fougent pas; mais ils ne peuvent alors ni prendre les animaux nuisibles, ni arracher les racines dont ils auraient besoin pour se nourrir. D'un autre côté, les graminées avec leur tige grêle, leurs feuilles étroites, conviennent beaucoup moins que les plantes légumineuses.

Les prairies artificielles, les tréflières, les luzernières leur sont beaucoup plus appropriées par la nature des plantes; ensuite, comme ces prairies ne doivent pas durer longtemps, les excavations que les porcs y font, avec les pieds et avec le groin, y sont peu nuisibles. Young dit qu'on peut laisser les porcs dans une tréflière, de la mi-mai à la Saint-Michel (en Angleterre), s'ils ont à leur disposition l'eau d'une mare où ils puissent prendre des bains pour débarrasser la peau des corps qui l'irritent; d'après Viborg, il faut, pour l'entretien d'un porc 3,780 mètres carrés de trèfle des prés, une mare et une cabane; « on doit compter, dit-il, pour chaque tête 8 ou 10 kilogrammes de trèfle par jour. »

Le régime des pâturages pour le porc est avantageux dans les lieux où les terrains vagues sont étendus. Dans la Calabre, un seul homme garde un grand nombre de ces animaux : il les dirige et s'en fait suivre sans peine au moyen de sa cornemuse. Dans la Caroline du Sud, on laisse les porcs libres dans les bois; ils ne rentrent, à la maison du propriétaire, qu'une fois par semaine, le samedi, à six heures du soir; mais ils ne manquent jamais de venir chercher la poignée de maïs qu'on leur distribue régulièrement ce jour-là. On profite de ce moment pour les marquer et pour retenir ceux qu'on veut égorger la semaine. « J'étais émerveillé, dit le digne Bosc, toutes les fois que j'assistais à leur arrivée. Les porcs passent toute leur vie dans les bois, ils s'y nourrissent et s'y engraissent même; car l'engraissement artificiel est inconnu dans le pays. Quoique les animaux soumis à ce régime souffrent de la faim, de la soif, du froid, leur entretien est avangeux : il fait rapporter des terrains qui resteraient stériles. »

Dans nos pays, les pâturages sont loin d'être aussi avantageux. Un porcher peut garder tout au plus soixante porcs; et encore cela serait difficile dans les lieux où les propriétés sont très-divisées.

Dans plusieurs provinces, les cultivateurs qui ont trois ou quatre porcs, les font conduire dans les pâturages avec les vaches et les moutons. Quoique les porcs aiment à rester en arrière, on peut cependant, sans trop de difficulté, leur faire suivre les autres animaux. Ce pâturage ne peut pas durer toute l'année, mais il fournit un moyen d'entretenir les porcs à peu de frais pendant la belle saison.

On pourrait à la rigueur faire paître le porc à l'attache, mais ce moyen, peu praticable, ne peut être mis en usage qu'en petit. On l'emploie, dit-on, dans la Normandie, où l'on attache les porcs au pied des pommiers : en remuant la terre, ils la rendent perméable aux fluides de l'atmosphère et favorable à la végétation des arbres.

Le pâturage au piquet a été pratiqué avantageusement dans les tréflières. Cette méthode peut rendre le régime du pâturage avantageux, pour les cultivateurs qui n'ont que deux ou trois porcs.

§ 3.

RÉGIME MIXTE.

Ce régime est le plus usité en France, du moins par les cultivateurs, qui ne considèrent l'entretien du porc, que comme une industrie très-secondaire. Ils font conduire ces animaux dans les champs, dans les prés, dans les vergers et dans les terres labourées où ils détruisent les insectes, les herbes nuisibles, tout en divisant les mottes avec les pieds. On considère rarement la nourriture que les porcs prennent dehors comme suffisante; on leur donne constamment, quand ils rentrent, des lavures, du petit-lait, de l'eau dans laquelle on a ajouté une poignée de son ou de farine, des racines cuites et écrasées, des orties, des feuilles de choux bouillies, des pelures, etc.

Ces porcs vont en automne dans les bois de chêne, de hêtre ; ils y trouvent du gland, de la faîne. Ces fruits commencent l'engraissement. Les châtaigneraies servent aussi à commencer à engraisser les porcs : quand la récolte est terminée, ces animaux vont ramasser les fruits que l'homme n'avait pas aperçus.

Les épis qui ont échappé aux moissonneurs, servent aussi à entretenir les porcs pendant quelques semaines si l'on a soin de conduire ces animaux dans les éteules de suite après la levée des gerbes.

Les champs où l'on a récolté des pommes de terre présentent une ressource semblable. Les porcs, encore maigres qu'on y conduit, recherchent avec avidité les tubercules qu'on n'a pas ramassés ; ils profitent ainsi d'un produit que le froid aurait détruit ou qui aurait nui à la récolte subséquente.

Dans quelques provinces de l'Amérique où les terrains ont peu de valeur, les cultivateurs livrent aux porcs des champs de pommes de terre. Au moyen de barres, de claies, on divise ces champs en divers compartiments qu'on livre successivement aux animaux : on ne prend d'autre précaution que de placer dans ces parcs des auges et de l'eau pour servir de boisson.

ARTICLE II.

RÉGIME DU PORC PENDANT L'HIVER.

Pendant la mauvaise saison, l'entretien des porcs est dispendieux, à moins qu'on ait à sa disposition quelques aliments particuliers, comme les résidus d'une amidonerie, d'une brasserie, d'une féculerie, d'une laiterie, etc. Dans l'économie des porcs, il faut régler l'entretien de ces animaux de manière à ce qu'on puisse les engraisser en hiver. Le prix de la vente balancerait difficilement la valeur de leur alimentation, si, avant qu'ils soient à l'engrais, il fallait les nourrir avec des substances susceptibles d'être emmagasinées, comme les fruits, les graines, les grains, les tubercules, etc.

Il y a des cultivateurs qui font sécher des plantes en été pour nourrir économiquement les porcs pendant l'hiver: ils les donnent hachées et mêlées à des grains moulus, concassés, ou à du son, à de la farine, le tout arrosé d'eau bouillante. Le trèfle rouge a été préconisé comme propre a être administré de cette manière.

Les aliments que refusent les porcs à l'engrais, sont une précieuse ressource à l'aide de laquelle on peut hiverner les jeunes pendant six semaines ou deux mois.

A défaut de nourriture plus économique, on donne des racines, des tubercules, des topinambours, des panais, des raves; quand les porcs ne doivent être engraissés que l'automne suivant, on administre ces aliments en petite quantité, et on les donne cuits et délayés dans beaucoup d'eau. Les fruits des cucurbitacées sont quelquefois assez abondants et difficiles à conserver; on peut alors en donner aux porcs, mais ne pas oublier que ces substances ne forment qu'une nourriture peu substantielle.

SECTION DEUXIEME.

DES HABITATIONS DU PORC; DES SOINS PARTICULIERS QU'IL RÉCLAME.

§ I.

DES PORCHERIES, OU HABITATIONS DES PORCS.

On appelle porcherie l'habitation du porc. Elle se compose d'une loge ou toit à porc et d'une cour.

Le porc aime beaucoup la propreté; de tous les animaux domestiques il est le seul qui, libre, ne dépose ses excréments ni sur sa litière, ni même dans son habitation. L'instinct qui le pousse à rechercher l'eau, à prendre des bains pour nettoyer la peau, le porte à se vautrer dans la boue. Il résiste à l'humidité, à l'influence des marécages, « mais cela s'entend pour la campagne » seulement; car dans les habitations, il a besoin d'un air pur et d'un sol bien sec.

Du toit à porc. Une habitation destinée à loger plusieurs animaux doit être divisée en divers compartiments. Il faut des loges pour les mâles non châtrés, pour les femelles employées à la reproduction; pour les truies pleines, et les nourrices; pour les porcelets nouvellement sevrés et pour les porcs adultes. Il est aussi convenable d'avoir plusieurs compartiments pour ceux qu'on engraisse, afin de pouvoir donner la meilleure nourriture à ceux qui sont les plus avancés. On a même remarqué que l'engraissement est plus prompt lorsque chaque bête a sa loge particulière.

Les dimensions des loges doivent être relatives au volume des animaux. On compte, pour chaque porc, une place de deux mètres de long sur un de large. Viborg accorde à chacun un espace de 5 d. à 9 mètres carres.

Les loges doivent être élevées au-dessus du sol pour être toujours sèches et aérées. Dans plusieurs localités on place sur une partie du sol des poutres sur lesquelles on cloue de grosses planches. On construit ainsi des espèces de lits de camp, sur lesquels on met la litière. Ailleurs, le toit à porc est placé sur des piliers en maçonnerie et séparé de la terre par un espace d'un mètre environ. Le plancher est percillé ou latté de manière à ne pas laisser passer les pieds des animaux. L'air intérieur, communiquant directement avec l'extérieur, se renouvelle sans cesse. Les urines et l'eau qui tombent de l'auge, passent à travers les ouvertures, et la litière est toujours sèche. Le dessous de la loge doit alors être constamment sec, pour que les porcs ne soient pas exposés à la vapeur qui s'élève de leurs excrétions. Un sol élevé, uni, offrant une double pente dont le point culminant est occupé par la litière, est encore ce qu'on doit préférer pour les loges des porcs. Dans tous les cas, il y a un double avantage à recueillir les urines : on préserve les animaux des vapeurs malsaines qui s'en élèvent, et l'on ramasse un bon engrais.

Le porc craint le froid pendant l'hiver; la loge doit être exposée au midi. Cela est surtout nécessaire pour les jeunes, qui, en outre, doivent avoir une bonne litière. Mais tous les porcs craignent les fortes chaleurs; il serait à désirer qu'on pût les loger au nord pendant l'été.

La porte du toit à porc doit s'ouvrir en dehors et en dedans, afin que ces animaux puissent, en la poussant avec le groin, entrer et sortir à volonté. Si la porte doit rester fermée, pour empêcher les porcs de sortir, il est bon qu'elle soit formée de deux pièces, dont la supérieure reste ouverte lorsque la température n'est pas froide. Outre la porte, le toit à porc doit avoir d'autres ouvertures pour donner du jour et faciliter le renouvellement de l'air; un hangar est même, en été, préférable à une étable fermée.

Les *auges* sont quelquefois placées hors de la loge sous un auvent, ou appliquées contre un mur et pourvus d'un couvercle qu'on baisse et qu'on lève à volonté. Il est peut-être plus convenable de les placer dans l'épaisseur du mur au raz du sol, ou élevées de 15 à 20 centimètres. Par cette disposition, on peut verser la nourriture sans entrer dans le toit à porc, et les animaux prennent le repas sans sortir de leur habitation. On peut également, sans mouiller la loge et sans déranger les bêtes à l'engrais, nettoyer les auges à volonté. La moitié intérieure, celle par où les porcs mangent, doit être couverte d'une planche à laquelle on a pratiqué des ouvertures assez grandes pour que les porcs puissent y passer la tête et prendre leur nourriture. Chaque bête adopte une lunette et mange toujours par cette ouverture. Les porcs prenant ainsi leur repas tranquillement et sans se disputer, les aliments profitent mieux; cette disposition a les avantages des loges isolées sans en avoir les inconvénients.

Le propriétaire qui s'occupe de l'élève des porcs, doit leur destiner une cour dans laquelle communique la loge. Il faut que ces animaux aient à leur disposition, des abris contre les pluies froides, de l'ombre contre le soleil, et de l'eau où ils puissent se vautrer, prendre des bains. « L'eau et une étable propre sont aussi nécessaires pour la santé des gorets qu'une nourriture succulente et variée » (Viborg). Pour leur donner de l'ombre, on devrait faire communiquer la cour avec un verger.

§ 2.

SOINS PARTICULIERS DU PORC.

Les porcs aiment la propreté, et en ont besoin. L'observation a toujours démontré que ces animaux ne réussissent jamais bien dans les ordures : il faut laver les auges et changer la litière très-souvent. Chabert rapporte qu'il a préservé ses porcs d'une épizootie meurtrière et générale qui régnait dans le pays, en faisant laver tous les jours les pavés de la porcherie, située au nord, et en laissant coucher les porcs tous les soirs, durant le règne des chaleurs, dans une cour. On ne doit pas cependant oublier que les porcs craignent le froid, l'humidté; et qu'une nuit fraîche, après les fortes chaleurs du jour, peut leur occasionner des vomissements, la diarrhée, des rhumatismes, la goutte.

On doit débarrasser la peau de la poussière et de la boue; à cet effet, il faut peigner et bouchonner les porcs à l'eau tiède, les laver souvent. Ces précautions sont difficiles, si l'on a un grand nombre d'animaux. Mais alors il ne faut pas calculer la petite dépense que peut coûter l'établissement d'une mare, si l'on n'a pas dans le voisinage une eau où l'on puisse leur faire prendre des bains. La malpropreté de la peau engendre des insectes aptères, les acares, les poux; elle produit des démangeaisons sur tout le corps, notamment aux oreilles. Chabert conseille de laver avec de la lessive les porcs qui ont des insectes. Dans tous les cas, beaucoup de lotions d'eau tiède, quelques lavages au savon, une bonne nourriture, une litière et une porcherie bien propres, auront bientôt fait disparaître les poux, le prurit, sans le secours des lotions irritantes et des applications de goudron, de térébenthine conseillées par les auteurs. Ces dernières peuvent tout au plus être utiles pour détruire les larves des mouches dans les plaies et pour faire fuir les insectes.

La propreté, les soins, peuvent contribuer beaucoup à préserver les porcs de la petite vérole; car cette maladie, essentiellement contagieuse, est produite par l'humidité, par la litière vieille et malpropre. Viborg conseille de donner aux porcs qui en sont atteints l'ellébore blanc, à la dose de deux ou trois centigrammes pour les gorets, et de vingt ou vingt-cinq grammes pour les gros porcs. On administre ce remède dans du lait. Les éleveurs de la Creuse donnent aux gorets varioleux du lait et de la fleur de soufre. On lave aussi la peau avec du lait tiède. Les lotions sont surtout nécessaires sur les yeux, lorsque les paupières se collent. Il faut tenir les malades dans une loge tempérée. Les fortes chaleurs comme les grands froids, sont nuisibles. L'humidité froide, les pluies, doivent être évitées.

Si l'on ajoute aux soins que nous venons d'indiquer l'emploi du sel, les porcs auront rarement besoin de remèdes. Ce condiment est pour ces animaux une substance précieuse; il donne aux aliments une saveur que les porcs recherchent, et il fortifie l'économie animale en donnant du ton aux organes digestifs et en provoquant une bonne digestion. Il a en outre l'avantage de prévenir et de guérir les maladies vermineuses sans le secours de la poudre d'étain. Le pissenlit, la chicorée, des décoctions amères, sont également propres à fortifier le porc et à lui donner une bonne santé.

L'alimentation est un autre point qui influe beaucoup

sur la santé des porcs. Nous avons dit qu'il faut donner aux nourrices une nourriture bonne et régulièrement distribuée, pour que le lait soit favorable à la santé des gorets; que le développement, la prospérité de ces derniers est aussi subordonné au régime auquel on les soumet. L'application des règles que nous avons conseillées relativement à l'alimentation, est moins rigoureuse pour les porcs adultes; cependant elle n'en est pas moins fort utile, car les mauvais aliments, l'inégalité dans la distribution des repas, produisent des maladies vermineuses, la jaunisse, les tympanites, des diarrhées, etc.

CHAPITRE III.

De l'engraissement du porc.

Les bénéfices de l'engraissement sont très-éventuels : ils dépendent des circonstances commerciales et des succès de l'opération. Nous ne pouvons pas prévoir, et indiquer ici *à priori* les circonstances qui se rapportent à la vente et à l'achat des animaux: c'est au cultivateur à acheter les porcs maigres, au moment le plus favorable; à pousser ensuite l'engraissement de manière que le terme de l'opération arrive à l'époque où la vente est la plus avantageuse.

Nous allons examiner les causes qui influent sur le succès de l'engraissement, et indiquer les moyens de le faire réussir. Nous traiterons d'abord des circonstances qui dépendent des animaux soumis à l'opération, du choix de l'époque ; ensuite, et en troisième lieu, nous traiterons des règles d'après lesquelles l'engraissement doit être conduit.

SECTION PREMIÈRE.

CHOIX DES PORCS QUE L'ON VEUT ENGRAISSER.

On engraisse les animaux élevés *ad hoc*, châtrés jeunes, et ceux qu'on a employés à la reproduction de l'espèce. Les verrats et les truies qu'on veut engraisser doivent être privés des organes de la génération, au moins à trois ans; encore les porcs qui ont servi d'étalons, et les truies qui ont eu un grand nombre de portées, ne valent jamais, pour être engraissés, les animaux qui ont été privés de la faculté de se reproduire avant d'avoir propagé l'espèce. Du reste, la castration est beaucoup plus utile pour les mâles que pour les femelles; celles-ci engraissent même mieux n'étant pas châtrées, si, avant de les soumettre à l'engraissement, on les fait couvrir.

Les individus qui ont acquis la plus grande partie de leur développement, engraissent plus facilement que ceux qui sont jeunes. Dans ces derniers, la vie est active, la déperdition considérable, les aliments sont employés à l'entretien et à l'accroissement des organes. Nous avons peu de races, parmi nos porcs, qui puissent être avantageusement engraissées avant l'âge de quinze à vingt mois. Celles à courtes jambes ayant un accroissement plus rapide, peuvent être engraissées à l'âge de six ou huit mois, et même plus tôt.

Les porcs doux, habitués depuis leur première jeunesse à recevoir nos soins, engraissent plus facilement que ceux à moitié sauvages, qui, ne voyant jamais approcher une personne sans frayeur, ne supportent qu'avec répugnance les soins qu'on leur donne.

Il faut choisir des individus qui, ayant été médiocrement nourris, mangent indistinctement tous les aliments qu'ils rencontrent. Ils doivent cependant être vigoureux, bien portants et même un peu en chair. Dans cet état, ils mangent beaucoup et s'engraissent facilement.

Quant à la conformation, nous renvoyons à l'article *choix des reproducteurs*, pour ne pas répéter ce que nous avons dit des avantages d'une poitrine large, et du peu d'importance qu'il faut donner à la taille. On devra rechercher (et en ceci la connaissance préalable des qualités de la race, de la famille, sera toujours d'un grand secours) les animaux qui paient le mieux les soins qu'on leur donne, et les aliments qu'ils consomment.

Chabert veut qu'on choisisse, sur la foire, les porcs qui crient, se défendent bien, et qu'on refuse ceux qui sont moux et qui ne cherchent pas à résister quand on veut les langueyer.

SECTION DEUXIÈME.

DE L'ÉPOQUE LA PLUS CONVENABLE A L'ENGRAISSEMENT DU PORC.

L'automne, le commencement de l'hiver sont les temps les plus favorables à l'engraissement : les aliments sont alors abondants. Nous avons les racines, les tubercules, les graines des légumineuses, les criblures, les fruits divers, les résidus des fabrications : les propriétaires encombrés de denrées sont souvent bien aises de s'en débarrasser avant les grands froids. Il importe presque toujours alors de presser l'engraissement pour faire consommer des produits qui ne gagnent plus en qualité, mais diminuent en quantité par la dessiccation, et par les altérations qui leur surviennent.

La fin de l'automne semble d'ailleurs être particulièrement favorable à l'engraissement : beaucoup d'êtres vivants, plantes et animaux, acquièrent alors un volume extraordinaire qu'ils doivent à des dépôts de matières particulières, formés dans les tissus. Ces phénomènes tiennent probablement, dans les animaux herbivores, à l'abondance des principes nutritifs que renferment les plantes. En outre, les excitations produites en été par la chaleur, par la lumière, par les insectes, diminuent dans les mois d'octobre, de novembre, et les animaux se trouvent dans un état de quiétude, de bien-être relatif, qui donne à l'assimilation l'activité que perdent les fonctions de relation. L'humidité de cette saison concourt encore au même but : elle relâche les tissus desséchés par la chaleur de l'été, en diminue l'éréthisme, les rend aptes à se laisser pénétrer par les principes alibiles. Personne n'ignore qu'une journée de pluie suffit, après le règne des chaleurs, pour engraisser le gibier. Quoique moins marquée sur les animaux, cette influence n'existe pas moins, et nous devons en profiter.

Les porcs engraissés dans la mauvaise saison ont toujours des débouchés. Si on veut les saler, la salaison en est facile ; si on veut les consommer frais, la viande peut se conserver plusieurs jours ; enfin, veut-on les vendre, si on ne trouve pas un acheteur sur les lieux, on peut les faire voyager au loin, tandis que pendant les saisons chaudes, les routes les plus courtes les échauffent, les rendent malades, et les font souvent périr subitement.

L'engraissement ne peut être avantageux pendant l'été

que dans les environs des villes où l'on consomme du porc frais dans toutes les saisons. Les animaux gras, y étant plus rares pendant les chaleurs que dans les autres époques, se vendent plus cher; ce qui peut compenser les difficultés plus grandes de l'engraissement.

SECTION TROISIÈME.

RÈGLES DE L'ENGRAISSEMENT.

La manière dont on procède à l'engraissement a beaucoup d'influence sur les succès de l'opération; les précautions qu'il faut prendre à cet égard, se rapportent d'abord à la nourriture, et ensuite aux soins particuliers qu'il faut donner aux animaux.

ARTICLE PREMIER.

NOURRITURE DES PORCS A L'ENGRAIS.

A cette question se rapportent la connaissance des aliments et les règles de leur administration.

§ 1er.

EXAMEN DES ALIMENTS EMPLOYÉS POUR ENGRAISSER LE PORC.

Les substances qui servent à nourrir les porcs à l'engrais sont nombreuses, et la nature en est très-variée. Nous allons indiquer les principales, en suivant, autant que possible, l'ordre qu'il convient d'adopter, pour les faire consommer.

Substances herbacées.

Les feuilles, les tiges du trèfle, de la luzerne, des vesces, des fèves, etc., sont assez nutritives pour commencer l'engraissement des porcs, si on les donne en quantité suffisante; elles doivent être réservées pour les bêtes qui, n'ayant été que médiocrement nourries, mangent beaucoup et paieraient mal de bons aliments. L'appareil digestif est assez énergique dans ces animaux, pour élaborer des substances un peu coriaces, et en extraire les principes alibiles. Mais les parties herbacées ne poussent jamais l'engraissement à un point bien avancé, si on les donne seules et telles qu'elles ont été coupées; pour en obtenir tous les effets qu'elles sont susceptibles de produire, on doit, quand on les destine à des porcs à l'engrais, leur faire subir quelques préparations avant de les administrer. Tantôt on leur fait éprouver un commencement de fermentation, tantôt on les arrose avec de l'eau bouillante; d'autres fois on les sale, on les mêle à de la farine, à des graines concassées, à des résidus de fabrique, à des racines, ou à des tubercules écrasés. Le meilleur moyen, surtout quand l'engraissement est avancé, c'est de les faire cuire avec quelques-uns des aliments que nous venons d'énumérer, ou avec des substances animales, ainsi que le pratique, à Lyon, M. Laracine.

Des racines et des tubercules.

La plupart des racines que nous cultivons comme plantes potagères, sont recherchées par le porc, et elles le nourrissent assez bien pour l'engraisser. Les carottes, les betteraves, le panais, les navets sont dans ce cas; on donne ces racines crues ou cuites, et on les administre sans eau ou écrasées dans ce liquide, et mêlées à du petit-lait ou à de la farine, etc. Quand on les donne crues, on les coupe seulement; cuites, elles conviennent mieux. Les carottes sont surtout avantageusement employées : elles produisent une viande excellente et un lard très-ferme.

Parmi les tubercules nous citerons ceux du topinambour et de la pomme de terre. Ceux de cette dernière sont les plus usités pour engraisser le porc. On peut les donner crus si on les emploie au commencement de l'opération, et encore on doit en continuer l'usage peu de temps, car ils produisent peu d'effet : aussitôt que l'engraissement est un peu avancé, ces tubercules ne doivent être administrés qu'après avoir subi la coction. Les pommes de terre ne doivent pas même être données seules aux porcs déjà gras; il faut les assaisonner avec du lait, du petit-lait, de la farine, du sel. D'après l'expérience, quoique plus nutritives que la carotte à poids égal, elles poussent l'engraissement du porc moins que cette racine, et produisent de moins bonne viande. Dans les départements de l'Aveyron et du Lot, on termine par les châtaignes l'engraissement commencé avec des pommes de terre : cette pratique est aussi avantageuse, sous le rapport économique, que favorable à la production de la bonne viande.

Des fruits secs.

Le gland forme, dans les pays riches en forêts de chêne, la base de l'engraissement des porcs; on met ces animaux à la glandée, c'est-à-dire on les conduit dans les bois, où ils mangent à volonté du gland vert. Dans cet état, ce fruit peut mettre en chair les bêtes qui ont été mal nourries pendant l'été; mais il ne produit jamais, lors même qu'il serait donné à la porcherie, un état d'engraissement bien avancé. Les animaux formés à la glandée sont presque toujours vendus avec bénéfice, car ils ont en général peu coûté. Le plus souvent on termine à la porcherie, l'engraissement commencé dans les bois en donnant aux porcs une nourriture meilleure. Le gland lui-même, eût-il été seulement desséché à l'air, est plus profitable que vert; les animaux le mangent mieux, et ceux qui s'en nourrissent boivent davantage. On peut encore rendre ce fruit plus nutritif en le passant dans un four chaud; on l'écrase, et on le traite ensuite par l'eau bouillante : les porcs en mangent le marc, et en boivent l'infusion. Mais la meilleure manière d'utiliser le gland, c'est de le faire *drêcher*, car la germination en détruit le tanin, et y développe du sucre. De quelle manière qu'on administre ce fruit, il donne un lard ferme et une viande savoureuse.

Le fruit du marronnier d'Inde, débarrassé de son âcreté par l'ébullition, fournit un aliment que nous devons citer comme pouvant procurer un utile supplément de nourriture.

La faîne, ramassée par les porcs, peut contribuer à l'engraissement de ceux qui sont encore maigres; elle se trouve presque toujours dans les bois mêlée au gland, et les animaux mangent les deux fruits à la fois. La première produit un lard huileux, et une viande de médiocre qualité; mais si les porcs en consomment peu, s'ils prennent en même temps du gland, l'amertume de celui-ci raffermit les tissus du porc, rend la viande passable et le lard assez bon.

De tous les fruits, celui du châtaignier est le meilleur. Dans les pays où les châtaignes sont communes, celles qui viennent dans les lieux escarpés, où il est difficile de les ramasser, commencent l'engraissement des porcs. On conduit aussi ces animaux dans les châtaigneraies cultivées, pour ramasser les fruits échappés à l'homme chargé d'en faire la récolte; mais pour que ces fruits poussent l'engraissement, il faut ne les administrer qu'après les avoir fait passer sur le séchoir. Ainsi préparés, on les donne d'abord crus et avec l'écorce; ensuite on les sépare de l'enveloppe, mais on les administre sans les faire cuire. Vers la fin de l'engraissement, on les pèle, on les fait macérer et même cuire complètement. La châtaigne est très-recherchée par les porcs, et si on l'administre en suivant la gradation que nous venons d'indiquer, elle produit des animaux fins-gras, dont la graisse et la viande sont abondantes et d'excellente qualité.

Résidus des amidonneries, des brasseries et des féculeries.

Les résidus de la fabrication de l'amidon ne sont pas homogènes. Il y a un son fort grossier, dont nous ne devons pas parler ici; mais il y a aussi une baissière qui est très-nutritive. Il faut la donner avec précaution, car les porcs s'en dégoûtent facilement. D'après Viborg, 15 kilogrammes de ce produit, mêlés à de l'eau, donnent 5 demi-kilogrammes de lard.

Le son de la bière est aussi une substance nutritive. C'est un accessoire qui peut être utile quand on commence l'engraissement. Encore il est bon de le donner avec d'autres aliments.

Les résidus que l'on obtient dans les féculeries, après avoir traité les pommes de terre pour en extraire la fécule, doivent être employés avec précaution; quand on les administre tels qu'ils sortent des tonneaux, ils contiennent alors beaucoup d'eau, ils sont peu nutritifs; et, donnés en trop grande abondance, ils produiraient la diarrhée; mais, séparés de l'eau par la pression et réduits en gâteaux, ils pourraient se conserver longtemps; ils sont alors sains et beaucoup plus nutritifs qu'un poids égal de pommes de terre.

Résidu de la distillation de l'eau-de-vie.

Les substances qui ont éprouvé la fermentation alcoholique, et qui par la distillation ont été séparées de la plus grande partie de leur alcohol, peuvent être employées à l'engraissement du porc; le résidu des distilleries de grains, de pommes de terre, de vin, etc., sont dans ce cas. Il faut, dans les premiers temps surtout, employer ces substances à petites doses, car elles produisent l'enivrement; mais les porcs s'y accoutument bientôt. Donnés en médiocre quantité, ces aliments stimulent l'organe gastrique, excitent l'appétit; peut-être aussi, agissant sur le système nerveux, comme les médicaments calmants, diminuent-ils la sensibilité des organes, et augmentent-ils l'aptitude à engraisser. Dans le Lyonnais on emploie les graines du raisin.

Les baissières d'eau-de-vie sont usitées dans le midi. D'après Viborg, un porc d'un an en mange 144 kilogrammes par semaine, pendant dix semaines; après ce temps l'animal est gras, et le lard en est savoureux, quoique molasse. M. Divry a attribué à l'usage des liqueurs fermentées le développement d'une maladie grave, promptement mortelle, qui s'accompagnait d'accidents dangereux lorsque les porcs étaient fatigués et mal logés.

Des résidus des fabriques d'huile.

Les noix, le chenevis; les graines de lin, de colza, de cameline, de chou, de pavôt, renferment, outre une huile grasse, du mucilage et d'autres principes nutritifs. Quand on traite ces substances pour en extraire le principe oléagineux, on y laisse toujours une partie du corps gras, et tous les autres produits végétaux qui, réunis par la pression, forment, après l'extraction de l'huile, des masses connues sous le nom de *tourteaux*, de *nougats*.

Les tourteaux sont éminemment nutritifs. On les donne ordinairement moulus, écrasés dans l'eau; on les mêle comme condiment à des herbes, à des racines fourragères. On emploie ceux du lin, de la noix, du chenevis, du colza, etc. Ces substances engraissent beaucoup, quand on les donne en assez grande quantité; mais elles dégoûtent souvent les porcs, et produisent toujours des chairs fades. Les oléagineux forment un excellent aliment pour entretenir le porc; on ne doit les employer que comme supplément de nourriture pour les animaux à l'engrais. Il faut même en cesser l'usage et les remplacer par de bons aliments douze ou quinze jours avant d'égorger les animaux.

Des substances animales.

Les substances animales sont très-propres à engraisser, mais malheureusement on ne peut en faire usage que dans quelques cas particuliers. Les porcs sont très-friands, des muscles, du foie, des poumons, du sang. On peut administrer ces aliments crus ou cuits; mais crus, ils occa sionnent la diarrhée, si on les donne seuls et en grande quantité (Laracine). La chair de cheval produit un lard savoureux et ferme (Viborg). « Il faut en donner, dit cet auteur, soixante-quatre kilogrammes par semaine, à peu près huit kilogrammes par jour. » Ces substances avancent beaucoup l'engraissement : on peut en tirer un très-bon parti en les employant avec des produits végétaux. Les bouillons gras, l'eau de vaisselle, les bouillons de tripes, employés seuls, peuvent fournir un très-bon accessoire, comme boisson nutritive; mais si on y délaie de la farine, des grains concassés, des racines et des tubercules, ils sont beaucoup plus alimentaires.

Le lait écrêmé, le lait du beurre, le petit-lait, le recuit sont très-employés pour engraisser les porcs. Ces substances forment la base de l'entretien et de l'engraissement de ces animaux dans les fromageries des montagnes. Le lard, la viande que donnent ces substances, sont loin d'être de première qualité. Young voudrait qu'on réservât le lait, le petit-lait, pour les truies nourrices et les gorets.

Les produits du lait aigre engraissent mieux et donnent une meilleure viande que lorsqu'ils sont doux. Du reste, ces substances ne peuvent pas même terminer l'engraissement sans le secours d'aliments plus substantiels. Pour tirer un très-bon parti de ces liquides, il faut les mêler à de la farine de pois, de féverole, de maïs, d'avoine, d'orge, de sarrazin, à des carottes, à des pommes de terre cuites et écrasées.

Des grains.

Les grains sont des substances éminemment propres à engraisser. Les plus riches en principe azoté sont les plus alibiles. S'ils étaient à un prix moins élevé, si la culture en était moins dispendieuse, on devrait toujours les employer pour terminer l'engraissement. De tous les aliments, ce sont les meilleurs pour rendre les animaux fins-gras. Ils produisent une viande excellente. L'orge, l'avoine, le sarrazin, le maïs, sont le plus souvent employés ; les eigle, le froment le sont rarement, à cause de leur prix élevé, à moins qu'ils ne soient avariés. Parmi ces grains, on préconise l'orge, l'avoine, pour les bonnes qualités de la viande qu'elles produisent. Le maïs, si précieux pour sa fertilité, si recherché par le bétail, et donnant une graisse et une viande si belles et si bonnes, doit être placé au premier rang.

On administre les grains crus et entiers; mais le plus souvent, avant de les donner, on les écrase, on les réduit même en farine; d'autres fois on les fait macérer ou ramollir dans l'eau bouillante. Quelques nourrisseurs les font cuire pour les rendre plus nutritifs; d'autres, pour faire développer du sucre dans l'orge, dans le seigle, etc., avant d'administrer ces grains, les font germer, sécher, et les écrasent ensuite. Si on se rappelle que les principes solubles sont les plus digestifs, que la germination transforme l'hordéine, la fécule, en sucre et autres principes solubles, même à froid, on comprendra que la germination doit augmenter les facultés engraissantes des grains, des graines et des fruits secs.

Très-souvent les grains sont donnés sous forme de farine, et le plus ordinairement pour assaisonner des bouillies de feuilles, de racines, de pelures, etc. Ces aliments conviennent quand on commence l'engraissement. Ensuite, on donne la farine réduite en magma où l'on fait entrer des pommes de terre, des racines écrasées; et l'on doit composer ce magma de plus en plus épais à mesure que l'engraissement augmente. La farine est quelquefois transformée en pâte; il est bon alors de la faire fermenter, car les substances aigres poussent beaucoup les animaux à la graisse. Il est rare qu'on réduise la farine en pain pour les animaux, car lors même qu'on y mêle des substances moins chères que le grain, les qualités créées par la panification paient difficilement la main-d'œuvre. Cependant Chabert place en première ligne, pour hâter l'engraissement, la chapelure, débris de pain que l'on achète chez les boulangers, chez les cafetiers.

Le son, quelle qu'en soit la quantité, et de quel grain qu'il provienne, à moins qu'il ne renferme de la farine, convient peu pour l'engraissement; on prétend que la fermentation en augmente les propriétés nutritives.

Des graines des légumineuses.

Les graines, les fèves, les pois, peuvent être comparés aux grains, et on les administre de la même manière : entières, concassées ou moulues; tantôt crues, sèches, d'autres fois cuites ou seulement macérées.

De tous ces aliments, les pois sont les meilleurs : ils engraissent rapidement, et produisent de bonne viande. On en augmente les propriétés nutritives en les faisant germer : on les fait ensuite sécher, on les écrase et on les administre.

§ 2.

RÈGLES GÉNÉRALES DE LA DISTRIBUTION DES ALIMENTS.

La distribution des aliments doit être régulière, par petites rations. Aussitôt que l'heure des repas est arrivée, les porcs, qui la connaissent toujours, se lèvent de leur lit et vont grogner à la porte par où ils savent que les aliments leur arrivent. Ils en attendent la distribution dans une impatience qu'il faut prévenir, car elle est très-défavorable à la production de la graisse. Il faut que la distribution se fasse régulièrement et toujours aux mêmes heures.

Les rations doivent être petites et rapprochées. Quand on donne beaucoup d'aliments à la fois, il y en a toujours une partie de perdue chaque fois : les porcs doivent faire *planche nette*, car une fois qu'ils ont pris leur repas, ils laissent le restant dans l'auge, où il ne tarde pas à s'altérer, et ils ne le mangent ensuite qu'autant qu'ils sont pressés par la faim. En faisant faire des repas rapprochés, on engage plus souvent les animaux à manger, et la même quantité d'aliments leur profite mieux.

Dans la distribution de la nourriture, les qualités doivent en être prises en grande considération. Il faut donner à un animal à l'engrais des aliments de plus en plus nutritifs. Pour que l'engraissement ait lieu, il faut que les animaux prennent une quantité de nourriture supérieure à celle qui constitue leur ration d'entretien. Or, cette ration est toujours relative au poids du corps ; par conséquent à mesure que ce poids augmente, la quantité d'aliments doit augmenter aussi, pour pouvoir toujours suffire à l'entretien des organes et à la production de la graisse. Mais la capacité de l'estomac et sa puissance digestive sont loin d'augmenter dans la même proportion; il semble même que la faculté de digérer diminue dans les animaux très-gras : de là résulte la nécessité d'employer des aliments qui, sous un volume donné, contiennent plus de principes alibiles, tout en étant d'une digestion plus facile. A ces considérations, il faut ajouter que les animaux à l'engrais se dégoûtent, se rassasient à mesure qu'ils se remplissent et qu'ils ont moins besoin de principes nutritifs. Il faut exciter leur appétit, les engager à prendre des aliments, en leur donnant les substances plus appétissantes.

Malheureusement la meilleure nourriture, celle qui contient le plus de matières nutritives et qui est d'une digestion plus facile, est la plus chère. La viande qu'elle produit, est à la vérité meilleure; mais la supériorité n'en compense pas ce qu'elle coûte de plus. Tous les engraisseurs savent qu'il n'y a pas d'avantage à faire des animaux fins-gras; qu'il est préférable de les vendre avant qu'ils soient arrivés à ce point. On sait également qu'il n'est jamais avantageux d'engraisser des porcs en très-mauvais état avec une excellente nourriture, parce que des aliments médiocres, de peu de valeur, peuvent alors produire, aussi bien que ceux qui sont chers et précieux, la quantité de viande que les animaux peuvent prendre dans un temps donné.

Une autre condition qu'on ne saurait trop rigoureusement observer, c'est la nécessité d'employer alternativement diverses substances alimentaires, de ne continuer la même que peu de temps. Aucun aliment n'est d'une nature assez compliquée pour renfermer, en proportions convenables, tous les éléments qui entrent dans la composition du corps animal; et, pour que les porcs augmentent de volume, il faut qu'ils prennent d'une nourriture assez variée, pour fournir tous les principes élémentaires utiles à la formation des organes.

Cette règle est toujours nécessaire à la santé, et elle doit être observée dans l'entretien des animaux; mais elle doit être surtout rigoureusement suivie dans l'engraissement; outre l'avantage que nous lui avons reconnu, elle a encore celui de prévenir le dégoût et de produire de bonne viande. Du reste, il n'est pas nécessaire de raisonner pour reconnaître l'indication de ce précepte; il suffit d'observer le goût des animaux qu'on engraisse : nous les voyons tous préférer, de temps en temps, aux meilleurs aliments, à ceux qu'ils appètent ordinairement le plus, des substances, dont en général, ils sont très-peu friands.

Young s'est assuré par des expériences que le méteil, les carottes, le sarrasin, les pois, produisent plus de viande, donnés simultanément à un même porc, qu'administrés séparément à différents animaux. Il a trouvé, d'après la graisse fournie par un certain poids de différentes denrées, que les carottes forment la meilleure nourriture; que le sarrasin est plus profitable que les pois; que le mélange de plusieurs substances vaut mieux qu'une seule; que les farines valent plus que les grains; que les pois et l'orge sont supérieurs aux fèves.

ARTICLE II.

SOINS DES PORCS A L'ENGRAIS; MOYENS PARTICULIERS D'EN POUSSER L'ENGRAISSEMENT.

§ Ier.

SOINS DES PORCS.

Il faut tenir les porcs à l'engrais dans la plus grande propreté. De nombreuses expériences comparatives ont prouvé que ces animaux n'engraissent jamais bien dans la malpropreté. Si la litière a besoin d'être changée, que la loge soit humide, couverte d'ordures, ils ne sont pas tranquilles; ils vont, viennent, crient et profitent peu. L'expérience a démontré à Buffon, que le séjour dans une étable pavée, propre, sans litière, contribue à rendre la viande excellente, le lard ferme et cassant. Cependant à l'autorité de ce nom, nous préférons l'opinion des agronomes praticiens qui conseillent de tenir toujours une litière propre, et de la faire abondante vers la fin de l'opération quand les porcs sont gros et lourds : un bon lit contribue à les rendre tranquilles.

L'habitation doit être peu spacieuse, mais aérée, obscure et éloignée du bruit. Les organes des sens, comme l'appareil locomoteur, doivent être inactifs. Alors le corps fait peu de déperdition, et tous les aliments qui pénètrent dans son intérieur s'assimilent aux organes. Si les muscles agissent peu, les chairs deviennent tendres, succulentes, à grain fin. La viande est peut-être moins entrelardée, la graisse étant en grande partie à l'extérieur ou formant des masses intérieures; mais elle est plus abondante que lorsque les animaux font beaucoup d'exercice.

Il faut aussi donner beaucoup de soins à la propreté des porcs qui ne peuvent pas aller se nettoyer dans l'eau, ni se frotter contre les arbres, etc. La peau de ces animaux doit être débarrassée soigneusement des corps qui peuvent l'irriter et y produire des démangeaisons incommodes. On emploie pour cet usage, le peigne, lebouchon, l'étrille, etc., selon le temps dont on peut disposer.

Si on engraisse les porcs en été, il faut les tenir au frais, leur faire prendre l'air et donner fréquemment des bains. En hiver, ils ont besoin d'une température modérée.

§ II.

MOYENS PARTICULIERS.

On a proposé divers moyens pour engraisser les porcs. Les uns veulent leur administrer du soufre. D'après Viborg quatre grammes par jour d'antimoine natif leur donnent de l'appétit; mais la dose doit être moindre, si les animaux sont nourris avec des substances aigres. D'autres conseillent l'emploi des narcotiques, de la graine de jusquiame, de l'ivraie enivrante, etc. On dit que ces substances produisent surtout un bon effet, lorsque les animaux sont turbulents; mais elles sont, le plus souvent et même toujours, inutiles; il est très-rare aussi qu'on doive employer la saignée.

Quelques excitants donnés de temps en temps, à très-petites doses, seuls ou mêlés aux aliments, ne peuvent qu'être utiles en augmentant l'appétit et en facilitant la digestion. Il faut employer ces substances avec modération et seulement pour les animaux qui n'ont pas les organes digestifs enflammés.

Le sel marin peut être fort utile; mis en petite quantité sur les aliments, il produit un excellent effet, en engageant les animaux à boire et à manger.

CHAPITRE IV.

Économie, avantages et inconvénients du porc.

ARTICLE PREMIER.

ÉCONOMIE DE L'ÉLÈVE ET DE L'ENGRAISSEMENT DU PORC.

Dans beaucoup de localités les porcs sont élevés très-économiquement. Dans les pays qui ont des forêts de chêne, de hêtre, ces animaux s'entretiennent et s'engraissent presque d'eux-mêmes avec la nourriture qu'ils trouvent dehors. Dans les fromageries des montagnes, on les élève et on les engraisse de même avec des substances qui n'auraient pas d'autre emploi. Les petits cultivateurs entretiennent et engraissent des porcs avec les eaux de la vaisselle, avec des pelures, des fruits, des racines, des tubercules, avec les laitues du jardin et les orties du communal. Les animaux élevés de cette manière seront toujours moins chers que ceux produits en grand par le propriétaire qui fait des cultures *ad hoc*, qui est obligé de payer des gens pour soigner la porcherie. M. Low pense qu'un grand propriétaire doit vendre les résidus de sa laiterie à un petit cultivateur ; car les porcs ne paient pas, dit-il, les aliments qu'il faut donner avec le petit-lait. M. Crud conseille aussi aux grands propriétaires de céder « le petit-lait à quelque famille qui s'occupe particulièrement de ce genre d'industrie (*Economie des cochons*), en échange d'une quantité convenue de chair de porc gras, comme, par exemple, 1 kil. pour 180 kil. *de cuite*, c'est-à-dire de petit-lait dont on a tiré le seret. »

Il ne faut pas conclure de ce qui précède que les porcs ne paient jamais leur nourriture, que leur compte se paie toujours en perte. D'après M. Crud, peu partisan de l'entretien du porc, ce quadrupède fournirait, à l'âge de deux ans et demi, 160 kil. chair et graisse, qui, à 75 c. le kil., produirait 120 francs; « ce prix donnerait, en moyenne, « 13 c. pour chaque jour de nourriture, dès la naissance de « l'animal jusqu'à la fin, en laissant les excréments comme « compensation de la litière et des soins. Ces 13 centimes « par jour, *en moyenne*, seraient assurément très-suffi- « sants si des accidents et des maladies ne venaient fréquem- « ment surprendre le cochon au milieu de sa carrière....» Si les porcs rapportent un produit très-suffisant quand on les garde jusqu'à deux ans et demi, que ne devraient-ils pas rapporter si on ne les gardait qu'un an? Or, d'après la statistique générale que vient de publier M. le Ministre de l'agriculture et du commerce, on tue, dans l'est, tous les ans, presque autant de porcs qu'on en nourrit; par conséquent, on ne les garde, terme moyen, qu'un an.

Richard Parkinson avait également imprimé « que les porcs ne payaient pas la nourriture qu'on leur donnait quelle qu'elle fût », quand il ne connaissait pas encore les différentes races de porcs; mais il a ensuite prouvé le contraire par des expériences. « Il a calculé que pendant « tout le temps que les animaux ont tété la mère, et neuf « semaines après, faisant en tout deux cent trente-six « jours, la dépense de nourriture par chaque cochon re- « vient à deux de nos sous par jour, à cause de l'avoine « qu'on donna d'abord à la mère et ensuite aux petits :

« cette première dépense s'éleva donc à vingt-trois francs « soixante centimes. Les animaux restèrent ensuite une « année ou dans les champs ou dans les fold-yards, sans « recevoir aucune nourriture, et le fermier estime qu'ils « pouvaient consommer individuellement pour environ huit « sous par semaine de fourrage; ce qui fait, en cinquante- « deux semaines, vingt francs quatre-vingts centimes : sui- « vent cinquante-cinq jours à manger des pommes de terre « pour six sous par jour, toujours par individu, seize francs « cinquante centimes ; soixante-deux jours à manger pour « huit sous de pois par jour, vingt-quatre francs quatre- « vingts centimes; soixante-deux jours à manger pour « neuf sous d'orge par jour, vingt-sept francs quatre-vingt- « dix centimes.

« RÉSUMÉ.

« Deux cent-trente-six jours à deux sous « par jour	23 f	60 c
« Une année sans autre nourriture que « celle que les animaux trouvaient aux champs « ou dans la cour de la ferme, estimée . . .	20	80
« Cinquante-cinq jours, pommes de terre, « six sous par jour	16	50
« Soixante-deux jours, pois, huit sous par « jour	24	80
« Soixante-deux jours, orge, neuf sous par « jour	27	90
« Dépense totale par cochon.	113 f	60 c

« A cette époque où l'un des deux cochons fut tué, il « avait donc coûté cent treize fr. soixante centimes de notre « monnaie; mais il pesait trois cent cinquante-trois livres

« anglaises, et il a été vendu deux cent soixante-treize francs « (onze pounds sept schellings), ou soixante-seize centimes « la livre de viande sur pied : le nourrisseur a donc un « bénéfice de cent cinquante-sept francs environ, sur le- « quel il faut déduire les faux frais des gages des domes- « tiques et de l'entretien des porcheries et des instruments, « faux frais qui sont bien peu considérables.

« Le second cochon fut gardé cent quatre jours de plus. « Son appétit diminua un peu ; on lui diminua sa quantité « d'orge en proportion, et il n'en mangeait plus que pour « huit sous par jour ; ce qui, pendant cent quatre jours, « fait une somme de quarante et un francs soixante cen- « times à ajouter à la dépense de cent treize francs soi- « xante centimes, et donne pour dépense totale de nour- « riture la somme de cent cinquante-cinq francs vingt « centimes.

« Première dépense.	113 f	60 c
« Cent quatre jours, à huit sous d'orge par « jour.	41	60
	155	20

« Mais l'animal fut vendu quatre cent neuf francs vingt « centimes (dix-sept pounds un schelling), ou soixante- « trois centimes la livre de viande sur pied ; ce qui porte « le bénéfice sur ce cochon à deux cent cinquante-quatre « francs (sauf toujours les faux frais des gages des domesti- « ques, de l'entretien des porcheries, qui peut-être par « animal ne s'élèvent pas à dix francs par an).

« Voici les dimensions de cette dernière bête :

« Hauteur 2 pieds 10 pouces anglais.

« Longueur, du bout du nez à la base des oreilles, 1 pied.

« Largeur mesurée, d'une épaule à l'autre, 1 pied 10 « pouces.

« Largeur des reins, 1 pied 8 pouces.

« Longueur du corps, de la base de l'oreille à la queue, « 5 pieds.

« Circonférence, 6 pieds 2 pouces.

« Poids, six cent quarante-sept livres anglaises.

« Quoique les cochons de cette taille ne soient pas les « plus communs, ils sont cependant assez ordinaires « dans quelques cantons. J'ai pris exprès ces deux exem- « ples pour faire voir combien les animaux des races qui « ont l'avantage de s'engraisser facilement, quand elles sont « nourries d'une manière convenable, peuvent rapporter « de bénéfice. Je me suis abstenu de parler de ceux de « ces cochons qui ont pesé de mille à douze cents livres, « et dont on voit de temps en temps quelques exemples : « ce sont des exceptions. » (**Huzard**, *note sur quelques races de cochons d'Angleterre.*)

Viborg prouve aussi que l'engraissement des porcs par les baissières de l'eau-de-vie est lucratif. D'après cet auteur, des fabricants d'eau-de-vie achètent des porcs à six mois, et ne les engraissent que pendant huit semaines. Ces animaux valent de premier achat, de 27 à 30 francs, et se vendent de 54 à 63 francs, après avoir consommé 2,300 kilogrammes de baissière ; de sorte, ajoute-t-il, qu'un porc ainsi engraissé donne un grand bénéfice.

L'élève des porcs en usage dans le Périgord, dans le Limousin, qui en envoient dans le Rouergue ; en usage dans la Bresse, dans le Charolais, qui en vendent à des marchands de la Franche-Comté, du Forez, offre aussi des bénéfices. Nous rapporterons, pour en donner une idée, ce qui a lieu dans une partie du Charolais. On y fait naître les porcs en mai ; ces animaux consomment pendant deux mois, à l'époque du sevrage, de la farine de maïs, de pois, etc., qu'on peut évaluer, d'après M. Furtin, à 7 fr. 50 c. à raison de deux livres par jour, et de 6 c. le demi-kilogramme. Le restant de la belle saison, ils vivent dans les pâturages; et pendant une bonne partie de l'hiver, ils se nourrissent dans les granges avec les grains qui sont disseminés quand on bat les céréales. Ces animaux sont ensuite vendus en mars, de 35 à 40 francs la pièce. Quoiqu'il faille prélever l'entretien de la mère sur les produits de la vente, cette industrie rapporte d'assez bons bénéfices; car chaque truie élève, terme moyen, six ou sept porcelets.

Dans l'économie du porc, la préférence doit être accordée tantôt à l'élève, tantôt à l'engraissement, selon l'abondance des produits. Il est préférable de faire des élèves lorsqu'on a de bons aliments, et en petite quantité, mais trop disséminés pour que les porcs adultes puissent les ramasser. La production des porcs demi-gras est avantageuse lorsqu'on a des aliments de moyenne qualité, comme des herbes, des glands, du petit-lait, etc.; avec ces denrées, qui seraient perdues, si n'était le porc, on obtient des animaux qui se vendent cher relativement à ce qu'on a dépensé pour les élever. Quant aux porcs très-gras de race commune, ils paient rarement leur nourriture. Cependant lorsque l'on à beaucoup de grains, de graines, et qu'on ne trouve pas à vendre ces denrées, il est fort heureux qu'on puisse en réaliser la valeur au moyen des animaux. N'aurait-on alors que le fumier pour payer les frais de main-d'œuvre que l'opération ne serait pas malheureuse. Hors de cette circonstance, il faut vendre les porcs aussitôt qu'ils sont en bon état. Gardés plus longtemps, ils gagnent en qualité et en quantité, et cependant ils paient rarement leur consommation.

Les avantages de l'élève, de l'engraissement des porcs dépendent encore du nombre de ces animaux qu'on élève.

Il faut que ce nombre soit relatif à la quantité des produits de la ferme qui leur conviennent spécialement. Alors, nourris en grande partie avec des denrées qui n'auraient pas d'autre emploi avantageux, ils ne peuvent pas entraîner des pertes.

Pour savoir quel nombre de porcs il convient de tenir dans une exploitation rurale, il faut avoir égard au personnel de la ferme, aux ressources que peut offrir la cuisine en lavures, en pelures, etc.; au nombre des vaches, au genre d'exploitation adopté pour le lait, et à la facilité qu'on a de vendre les produits de la laiterie; à la richesse du grenier, en céréales, en légumineuses, en graines à huile; enfin, à l'étendue des forêts, à la quantité des arbres, des haies, des bordures, aux produits du verger, du jardin, à la nature des prés, etc.

M. Low, agronome anglais, dont notre consul à Liverpool vient de traduire l'ouvrage, établit qu'il faut avoir par an un porc par 6 acres (2 hectares 43 ares). Ainsi, d'après ce calcul, on devrait entretenir annuellement, dans une ferme de 240 acres (97 hectares 20 ares) quarante porcs. Mais, indépendamment des criblures, de la nourriture que ces animaux trouveraient dans les cours, il faudrait leur destiner les produits d'un acre et demi (60 ares 75 centiares) de terre cultivée en trèfle, et d'un acre et demi en pommes de terre.

ARTICLE II.

DÉGATS, SERVICES ET PRODUITS DU PORC.

§ 1er.

DÉGATS ET SERVICES DU PORC.

On reproche généralement au porc d'être un animal destructeur, occasionnant des dommages dans les cours, dans les loges et dans les propriétés; on dit qu'il détruit les clôtures, comble les fossés, mange les semences des arbres, arrache ceux qui sont jeunes; il y a même des pays où des lois ont été rendues pour empêcher de le conduire dans les terres.

Il est facile de prévenir ceux de ces inconvénients qui existent réellement, et à cet effet il suffit de boucler les animaux toutes les fois que c'est nécessaire, ou de les conduire seulement dans les marais, dans les bois, dans les terres labourées ou devant l'être. Dans tous ces terrains, les porcs, même ceux qui ne sont pas bouclés, font pour le moins autant de bien que de mal.

Si les porcs occasionnent des dégâts, ils rendent des services. Dans l'île de Minorque, on s'en sert pour le trait; ailleurs on leur fait tirer la charrue. En Normandie, ils labourent la terre qui couvre la racine des pommiers; dans maintes localités on les emploie pour chercher les truffes; dans les bois, ils sèment les glands, les faînes, en fougeant; partout ils rendent des services, en détruisant de mauvaises herbes, et en mangeant des insectes, des sauterelles, des mulots, des taupes, des serpents, etc.

§ II.

FUMIER DU PORC.

Les porcs fournissent divers produits aux arts utiles; nous mentionnerons seulement la peau et les soies employées dans quelques fabrications. Les soies servent d'engrais dans les pays où l'industrie est très-arriérée; elles agissent à la manière de la cornaille, mais plus promptement.

On a jusqu'ici peu profité du fumier du porc; et loin de lui accorder l'importance qu'il mérite, on l'a considéré comme un objet de presque nulle valeur : on lui reproche d'être froid, peu fertilisant; on dit qu'il ne paie pas la paille employée pour faire la litière (Crud); qu'il fait pousser les ronces, les mauvaises herbes dont le porc a mangé les graines. Il est vrai que la paille qu'on a fait servir de litière pour ce quadrupède a peu de valeur, et ne forme qu'un engrais assez médiocre; mais les excréments liquides, recueillis et employés convenablement, forment un engrais qui « est avantageux pour presque tous les produits de « notre agriculture. » (Crud.)

Quant aux herbes que ce fumier fait pousser, elles sont peu à craindre lorsqu'on l'emploie pour des récoltes sarclées; on le dit excellent surtout pour les houblonnières. Les Anglais, qui ont su en apprécier les qualités, en font un grand cas. Seulement, comme ils ont observé que la litière augmente très-peu la valeur fertilisante des excréments solides et des urines, ils économisent la paille et utilisent les déjections seules, après les avoir ramassées dans une fosse.

§ III.

USAGES DU PORC POUR LA NOURRITURE DE L'HOMME.

Le porc est utile, principalement par ses produits. Personne n'ignore qu'on l'entretient exclusivement pour sa viande si savoureuse, si nutritive, et employée sous des formes si nombreuses et si variées ; toutes les parties de son corps sont bonnes, jusqu'aux os, qui servent à faire d'excellent bouillon.

Les porcs fournissent la moitié de la viande consommée en France ; ils fournissent à peu près toute celle qui sert aux habitants de la campagne. Aussi la quantité relative de porc consommé augmente-t-elle à mesure que le bien-être des cultivateurs devient plus grand. D'après les documents officiels, en 1789 chaque individu consommait, terme moyen, 24 kilog. 20, de viande ; dont 7 k. 42 ; — 4 k. 04. — 3 k. 48. — 8 k. 84, de bœuf ou de vache, de mouton, de veau et de porc. Et en 1830, le total de la viande consommée par chaque personne, étant de 24 kil., 04, celle fournie par les bœufs ou les vaches, par les moutons, par les veaux et par les porcs, était de 6 k. 98, — 4 k. 42. — 2 k. 56, — et 10 k. 04.

Cette progression continuera, il faut l'espérer. Il serait à désirer aussi que les cultivateurs mangeassent un peu plus souvent de la viande fraîche.

A la vérité, ayant été bien préparée avec du sel, la viande de porc se conserve sans aucune altération ; et d'ailleurs, on ne la mange dans les campagnes qu'après l'avoir fait cuire le plus souvent dans l'eau, avec de grandes quantités de légumes : elle est alors dessalée, privée d'épices et beaucoup plus saine que la charcuterie mangée dans les villes.

Cependant elle est bien loin d'être aussi bonne pour la santé que la viande fraîche, si favorable au bon entretien de notre corps. Nos cultivateurs ne pourraient-ils pas profiter de la fécondité prodigieuse des porcs de la mer du Sud pour ajouter à leur alimentation, presque exclusivement végétale, des substances animales fraîches? Pourquoi chaque fermier n'aurait-il pas des porcs destinés exclusivement à fournir de la viande fraîche aux domestiques de la ferme? A cet effet, il devrait entretenir une truie de la race de Siam, comme celle qui, en Angleterre, a fait en onze années trois cent cinquante-cinq porcelets en vingt portées, dont la plus forte était de vingt-quatre petits. Les porcs de cette race s'entretiennent dans les cours, sans aucun soin particulier, sans aucune dépense; ils vivent de ce qu'ils trouvent et engraissent presque d'eux-mêmes et très-jeunes. Du reste, il en coûterait fort peu de tenir constamment dans une loge deux jeunes porcs de cette race, qu'on nourrirait avec des restes de la cuisine. A mesure qu'on en ferait égorger un, tous les quinze ou tous les vingt jours, on le remplacerait par un autre. Les porcs de Siam engraissent assez dans un mois ou dans six semaines pour être mangés comme porcs frais. En été, on les laisserait devenir moins grands pour en tuer plus souvent. On peut d'ailleurs toujours conserver la viande quelque temps au moyen du sel, et en la plaçant dans un lieu frais et obscur. Il est inutile de dire combien cette amélioration, dans la nourriture des habitants des campagnes, augmenterait leur bien-être; combien elle les rendrait plus robustes, plus forts, et surtout plus actifs et plus laborieux.

ARTICLE III.

IMPORTANCE POUR LA FRANCE DE L'ÉLÈVE ET DE L'ENGRAISSEMENT DU PORC.

Toutes les objections qu'on a faites contre l'élève et l'engraissement du porc, seraient-elles fondées, serait-il démontré que ce quadrupède a toujours plus consommé qu'il ne vaut à l'époque de la vente, qu'il n'en serait pas moins un objet de la plus haute importance, et sa multiplication n'en devrait pas moins être encouragée. En 1819, nous avions 3,443,000 porcs qui, à 70 kilogrammes chacun, fournissaient 241,000,000 kilogrammes de viande à la consommation, et représentaient, à 45 fr. l'un, un capital de 155,000,000. L'importance du porc n'a pas diminué depuis la publication de l'ouvrage de Chaptal (*De l'industrie française*); car, selon un rapport que vient de présenter au Roi M. le Ministre de l'agriculture et du commerce, la partie de la France située à l'est du méridien de Paris, comprenant seulement 43 départements, possède 2,379,358 porcs; qui, à 37 fr. l'un, représentent un capital de 87,324,314 francs; et sur 327 millions de kilogrammes de viande consommée dans cette partie du royaume, les bestiaux en fournissent deux cinquièmes, les moutons un huitième, et les porcs presque la moitié. Ces chiffres sont plus élevés, à proportion de l'étendue du pays à laquelle ils s'appliquent, que ceux que nous avons rapporté d'après Chaptal. Cependant la partie orientale de la France renferme les provinces où l'on élève le plus de porcs; nous citerons la Normandie, le Poitou et surtout le sud-ouest, le Limousin, le Périgord, le Quercy, qui en fournissent annuellement à la consommation du sud-est.

On pourrait objecter que les porcs n'ont pas créé le capital qu'ils représentent; qu'ils ont seulement transformé en viande des valeurs qui étaient en pommes de terre, en grains, etc. ; qu'en faisant consommer ces denrées par d'autres animaux, on obtiendrait des valeurs plus considérables. Nous répondrons d'abord à cette dernière objection, que le porc nous fournit une nourriture particulière; que sa viande, sa graisse, son lard, ont des usages spéciaux, que ne peuvent pas remplir, pour la préparation de nos aliments, la graisse de mouton, de bœuf. D'un autre côté, il n'est pas nécessaire de faire ressortir l'infériorité de l'huile, du beurre, comparés à la graisse du porc, pour beaucoup de préparations culinaires. Mais, en admettant même que les produits de ce pachyderme pourraient être remplacés pour notre alimentation, il faudrait, pour que les arguments opposés à son entretien, fussent sans réponse, que les denrées qu'il consomme pussent profiter davantage, ou même autant, à d'autres animaux; ou bien, qu'on pût les vendre, et qu'avec le produit de la vente on pût acheter une quantité de viande, au moins égale à celle que ces denrées auraient produite. Or, aucune de ces suppositions ne serait vraie; car une bonne partie de la nourriture des porcs, le gland, la faîne, les châtaignes restés dans les bois, les fruits gâtés, les sarclures du jardin, etc., ne seraient jamais consommés par d'autres animaux; et elles pourraient encore moins être vendues, car la valeur ne compenserait pas même les frais de récolte.

Il ne serait donc pas juste de dire que les porcs ne créent pas de richesses, qu'ils transforment seulement en viande des produits végétaux. Ces animaux créent réellement pour nous des produits, en transformant en viande des denrées qu'on ne pourrait ni vendre, ni faire consommer par d'autres animaux. Mais il est prouvé en outre, que des porcs, entretenus exclusivement avec des aliments susceptibles d'être vendus sur un marché, représentent, quand on les tue, s'ils ont été nourris avec méthode et soignés convenablement, une valeur plus grande que celle des denrées qu'ils ont consommé. Chabert, Young, Crud, Parkinson, etc., ont fait des expériences qui ne laissent aucun doute à cet égard.

Il est certain cependant que les bénéfices que produisent les porcs sont extrêmement variables, et ne peuvent pas être précisés ; mais nous pouvons dire que le revenu donné par ces animaux, est considérable et plus grand que celui des bêtes qui se nourrissent exclusivement de produits ayant une valeur commerciale susceptible d'être directement réalisée. Cette conclusion, qui se déduit du raisonnement, est prouvée par des chiffres authentiques. D'après la statistique générale de la France, publiée cette année par le gouvernement, le prix moyen des principaux animaux employés à la nourriture de l'homme est, dans la partie orientale de la France, pour le bœuf, la vache, le mouton, la brebis et le porc, de 150 fr. — 89 fr. — 13 fr. 55 c. — 10 fr. 05 c. — 37 fr. 55 c. ; et le revenu moyen est, pour les mêmes animaux, de 32 fr. — 38 fr. 50 c. — 4 fr. 15 c. — 4 fr. 20 c. — et 16 fr. 55 c. Nous trouvons, dans le résumé donné par M. le Ministre, que le bétail, les moutons et les porcs, donnent à l'agriculture de l'est un capital de 371, de 157 et de 87 millions, et un revenu de 137, de 56 et de 40 millions (*Rapport sur la Statistique de la France; Paris,* 30 *mai* 1840, *par* M. Al. Goin, *ministre de l'agriculture et du commerce*); de sorte que le revenu, qui, dans les deux premières espèces est à peu près du tiers du capital, est presque de la moitié dans le porc.

TABLE.

FIN DE LA TABLE.

LIBRAIRIE VÉTÉRINAIRE

DE

CHARLES SAVY JEUNE,

Quai des Célestins, N° 48,

A LYON.

LIVRES DE FONDS.

Rainard. — Traité de Pathologie et de Thérapeutique générales vétérinaires; 2 vol. in-8o, Lyon, 1840.

Grognier. — Cours de Multiplication et de Perfectionnement des animaux domestiques, où l'on traite de leurs services et de leurs produits; 1 fort vol. in-8o, 3e édition revue et considérablement augmentée, Paris et Lyon, 1840.

Grognier. — Cours d'Hygiène vétérinaire; 1 vol. in-8o, Paris et Lyon, 1837.

Grognier. — Cours de Zoologie vétérinaire; 1 vol. in-8°, Paris et Lyon, 1837.

Dictionnaire de médecine ou Répertoire général des Sciences Médicales considérées sous les rapports théorique et pratique, par MM. Adelon, Biett, Blache, Breschet, Culmeil, Cazenove, Chomel, H. Cloquet, etc.; 2e édition refondue, Paris, 1839-1840. 21 vol. sont en vente.

L'ouvrage doit avoir 25 volumes.

Dictionnaire des Dictionnaires de Médecine, français et étrangers, ou Traité complet de Médecine et de Chirurgie pratiques, par une société de Médecins, sous la direction du docteur Fabre; 4 vol. in-8o, à deux colonnes, publiés en 12 livraisons.

Hurtrel d'Arboval. — Dictionnaire de Médecine, de Chirurgie et d'Hygiène vétérinaire, ouvrage utile aux vétérinaires, aux cultivateurs; 2e édition, 6 forts vol. in-8o, Paris et Lyon, 1839.

Nysten. — Dictionnaire de Médecine, de Chirurgie, de Pharmacie, des Sciences accessoires et de l'art vétérinaire, 7e édition, refondue de nouveau, et considérablement augmentée par MM. Bricheteau, Henri et J. Briand; Paris, 1839, in-8o.

Dugès. — Traité de Physiologie comparée de l'homme et des animaux; Paris et Lyon, 1839, 3 vol. in-8o, fig.

Richerand. — Nouveaux éléments de Physiologie, revue et augmentée par Bérard; Paris, 1832, 3 vol. in-8o.

Adelon. — Physiologie de l'homme; 2e édition, Paris, 1831, 4 vol. in-8o.

Pelletan. — Traité élémentaire de Physique générale et médicale, troisième édition revue, corrigée et augmentée, avec des planches en taille-douce, 2 vol. in-8o, Paris et Lyon, 1838.

Girard. (J) — Traité d'Anatomie vétérinaire; 3e édition, 2 vol. in-8o, Paris, 1830.

Lassaigne. — Abrégé élémentaire de Chimie; 2e édition, Paris, 1836, 2 vol. in-8o, figures.

Salacroux. — Nouveaux éléments d'Histoire naturelle, contenant la Zoologie, la Botanique, la Minéralogie et la Géologie; 2 vol. in-8o, avec 44 planches représentant près de 400 figures (ouvrage adopté par le conseil royal de l'Université pour les colléges royaux et les écoles primaires.) Paris et Lyon, 1839.

Le même ouvrage; 2 vol. in-18, Paris et Lyon, 1839.

Béclard. — Éléments d'Anatomie générale; 2e édition, in-8o, 1827.

Richard (A). Éléments de Botanique; 6e édition, Paris, 1838, in-8o. fig.

Moiroud. — Traité élémentaire de matière médicale vétérinaire; Paris, 1831, in-8o.

Delafond. — TRAITÉ sur la police sanitaire des animaux domestiques; 1 gros vol. in-8°, Paris et Lyon, 1838.

Rigot. — TRAITÉ des Articulations du cheval; 1 vol. in-8°, 1840.

Delwart. — DE LA PARTURITION des principales femelles domestiques; Bruxelles, 1839, 1 vol. in-8°.

Briand. — MANUEL de Médecine légale; 3e édition, in-8°, Paris, 1836.

Girard. — TRAITÉ du pied considéré dans les animaux domestiques; Paris, 1836, in-8°, fig.

Girard, ancien directeur de l'école royale vétérinaire d'Alfort — TRAITÉ de l'âge du cheval, 3e édition publiée avec de grands changements et augmentée de l'âge du bœuf, du mouton, du chien et du cochon; 1834, 1 vol. in-8°, orné de quatre planches gravées sur acier.

Bourgelat. — TRAITÉ de la conformation extérieure du cheval, 3e édition ; 1 vol. in-8°, Paris, 1832.

Bourgelat. — ESSAI théorique et pratique sur la ferrure; 3e édition, 1 vol. in-8°, Paris, 1813.

Dupuy. — TRAITÉ historique et pratique sur les maladies épizootiques des bêtes à cornes et à laine, 1 vol. in-8°, Paris, 1837.

Huzard. — DE LA GARANTIE et des vices redhibitoires, dans le commerce des animaux domestiques, d'après la loi du 20 mai 1838; 1 vol. in-18, Paris, 1839.

Bernard. — GUIDE des vendeurs et acheteurs d'animaux domestiques, ou instruction simple sur les cas redhibitoires, suivant la nouvelle loi du 20 mai 1838, 1 vol. in-18, Lyon, 1840.

Teulet et Urbain Loiseau. — LES CODES Français; 3e édition, 1 vol. in-8°, Paris, 1840.

Bourguignon. — LES CODES Français, collationnés sur les textes officiels annotés de la conférence des articles entr'eux; 7e édition, 1 vol. in-18, Paris, 1839.

www.ingramcontent.com/pod-product-compliance
Ingram Content Group UK Ltd.
Pitfield, Milton Keynes, MK11 3LW, UK
UKHW020943180726
13838UKWH00003B/1099

9 782329 317090